Die Kraniosakrale Osteopathie bei Kindern

Die Kraniosakrale Osteopathie bei Kindern

von

Nicette Sergueef

aus dem Französischen von

Margot Seitschek

Verlag für Ganzheitliche Medizin Dr. Erich Wühr GmbH
Kötzting/Bayer. Wald

Die Deutsche Bibliothek – CIP-Einheitsaufnahme

Sergueef, Nicette:

Die Kraniosakrale Osteopathie bei Kindern / von Nicette Sergueef.
Aus dem Franz. von Margot Seitschek. –
Kötzting/Bayer. Wald : Verl. für Ganzheitliche Medizin Wühr, 1995

Einheitssacht.: La théapie cranio-sacrée chez l'Enfant <dt.>
ISBN 3-9803199-4-6

Haftung: Sämtliche Angaben in diesem Buch sind nach bestem wissenschaftlichen Können des Autors gemacht. Eine Gewähr übernehmen der Verlag und der Autor nicht, insbesondere die Behandlung betreffend. Es bleibt in der alleinigen Verantwortung des Lesers, diese Angaben einer eigenen Prüfung zu unterziehen. Wenn er die Methoden, die in diesem Buch beschrieben sind, an Patienten anwenden will, so tut er dies auf eigene Verantwortung und Haftung.

ISBN 3-9803199-4-6

Titel der französischen Ausgabe:
„La Thérapie cranio-sacrée chez l'Enfant"

Produktion: Satz & Grafik RITTER, Frühlingstraße 25, D-92711 Parkstein

I would like to particularly thank *Barbara Williams* for all her assistance in the preparation of this book.

Inhaltsverzeichnis

Einleitung

Die Kunst der osteopathischen Behandlung erfordert eine große Sensibilität in der Palpation.

Das Kind und das Neugeborene geben dem Therapeuten die Möglichkeit, eine breite Diagnosepalette zu entwickeln und vor allem ein „Feeling“ für die Gewebe zu bekommen, indem er ihre Entwicklung von der Geburt bis ins Erwachsenenalter verfolgt.

Die kraniosakralen Korrekturen beim Kind bieten Lösungen für bestimmte Pathologien an; in jedem Fall verbessern sie deutlich die Entwicklung des Kindes und stellen eine unverzichtbare Ergänzung zur allgemeinen manuellen Behandlung dar.

Kapitel 1

Die Geburt und das Neugeborene

Geburtskomplikationen stellen die häufigste Ursache von kraniosakralen Dysfunktionen beim Kind dar.

Das Verständnis der betroffenen Mechanismen ist für die bildhafte Vorstellung der Korrektur unbedingt erforderlich.

Wir befassen uns im folgenden mit:

- dem geburtsreifen Fetus;
- dem Becken der Mutter;
- der Geburt.

I. Der geburtsreife Fetus

Beim Fetus stellt der Rumpf das größte Volumen dar; er kann jedoch einer gewissen Kompression standhalten, z. B. durch den Druck der Schultern. Der Kopf bietet mehr Widerstand. Er wird vom Standpunkt der Geburtshilfe aus als wichtigste Größe betrachtet.

1. Der Kopf des Fetus

Beim geburtsreifen Fetus ist der Kopf eiförmig, wobei der posteriore Teil ausgeprägter ist.

A. Er besteht aus drei Teilen

a) der Schädelbasis:

Die Knochen der Schädelbasis sind kompakt, knorpeligen Ursprungs und leisten den Kompressionskräften der Geburt den größten Widerstand.

b) dem Schädeldach:

Die Knochen des Schädeldachs sind elastischer, bindegewebigen Ursprungs und, mit Ausnahme des Os frontale, durch bindegewebige Strukturen mit den Elementen der Basis verbunden; die membranösen Teile, die die Knochen des Schädeldachs verbinden, bilden die Suturen (Schädelnähte):

- die *Sutura metopica* zwischen den Ossa frontalia;
- die *Sutura coronalis* oder frontoparietalis zwischen Os frontale und Os temporala;
- die *Sutura sagittalis* oder *interparietalis* zwischen den Ossa parietalia;
- die *Sutura lambdoidea* oder *occipito-parietalis* zwischen Os occipitale und den Ossa parietalia;
- die *Sutura squamosa* zwischen der Squama des Os temporale und dem Os parietale einerseits und dem Os sphenoidale andererseits.

c) dem Gesichtsschädel:

Das Gesicht des Neugeborenen ist proportional viel kleiner als das des Erwachsenen. Die Oberkiefer sind noch nicht entwickelt, die Nasennebenhöhlen praktisch nicht existent. Die Mandibula verläuft sehr schräg. Das Fehlen von Zähnen bewirkt eine sehr kurze Distanz zwischen der Kinnspitze und der Nasenspitze: im Durchschnitt 3,5 cm.

B. Wesentliche Bezugspunkte am Schädel
(aus der Sicht der Geburtshilfe)

a) Die Protuberanzen:

- die Protuberantia occipitalis externa oder Inion;
- die Protuberantiae parietales in der Mitte der Scheitelbeine, auf der Höhe der Verknöcherungszentren;
- die Protuberantiae frontales in der Mitte jedes Stirnbeines.

b) Die Fontanellen:

Sie entstehen durch die Kreuzung von zwei oder mehreren Nähten.

- Die anteriore Fontanelle, große Fontanelle oder Bregma besteht bis zum Alter von 18 Monaten, kann aber radiologisch bis zu 24 Monaten festgestellt werden.
- Die posteriore Fontanelle, kleine Fontanelle oder Lambda bleibt bis zum 12. Lebensmonat offen.

- Die Temporal-Fontanellen oder Pterion-Fontanellen und die Gasser-Fontanellen oder Asterion-Fontanellen schließen sich meist um das Alter von 6 Monaten.
- Die Gerdy-Fontanelle oder falsche Fontanelle zwischen Bregma und Lambda existiert im Falle einer unvollständigen Parietalverknöcherung.

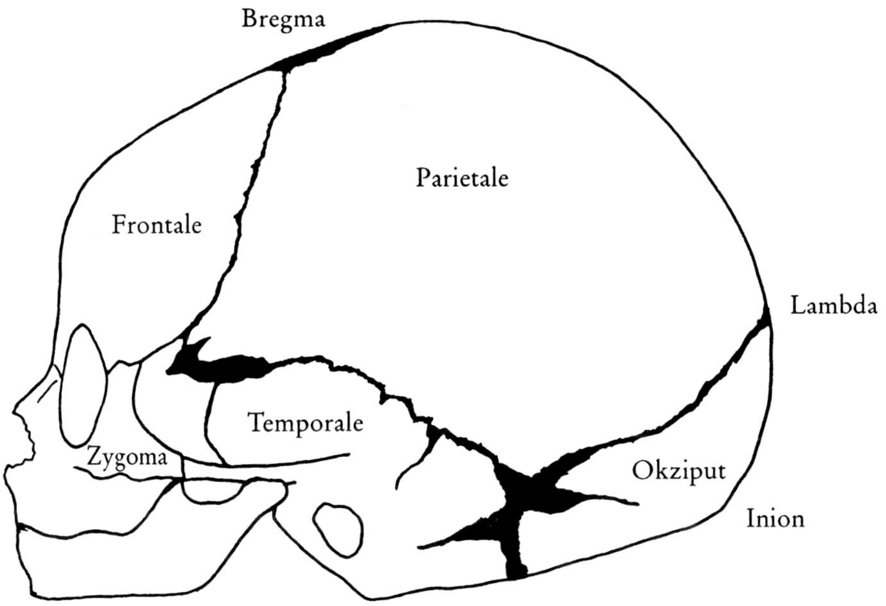

Seitenansicht der vier Fontanellen

Bemerkungen:

- Die beiden erstgenannten Fontanellen sind bei der Geburt für die Feststellung der Position des kindlichen Kopfes sehr wichtig.
- Eine fehlerhafte Ossifikation der Knochen zu beiden Seiten einer Naht führt manchmal zur Bildung von überzähligen Knochen, die meist auf der Höhe einer Fontanelle liegen: die Worm'schen Knochen.

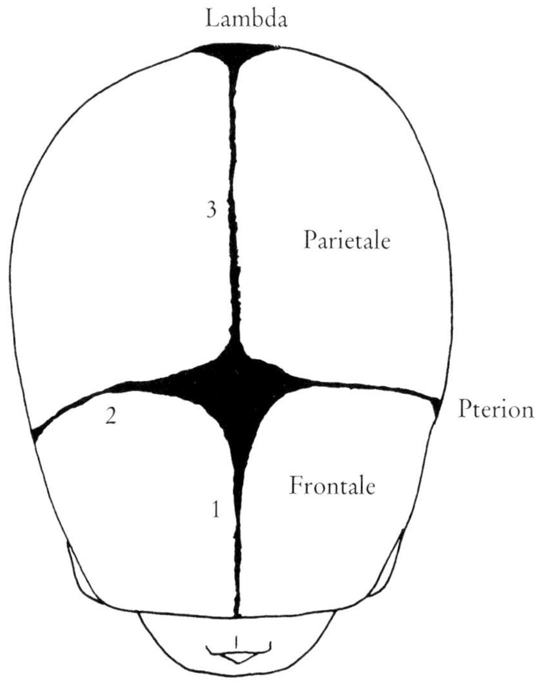

Ansicht kranial
1: Sutura metopica
2: Sutura coronalis
3: Sutura sagittalis

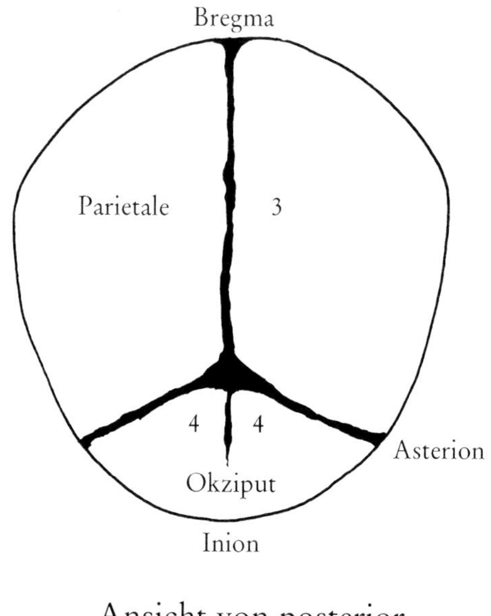

Ansicht von posterior
3: Sutura sagittalis
4: Sutura lambdoidea

C. Beweglichkeit des Kopfes des Fetus in Beziehung zur Wirbelsäule

Diese Beweglichkeit ist sehr groß, alle Bewegungen sind möglich.

a) Die Anteflexion oder Flexion ist vollständig möglich; das Kinn des Kindes kann ohne Gefahr das Brustbein berühren.
b) Deflexion oder Extension ist ebenfalls vollständig möglich; die Protuberantia occipitalis kann die Wirbel berühren.
c) Die Seitneigung und Rotation sind sehr weit möglich; die Torsion des Halses beim Fetus kann bis zu 180° gehen.

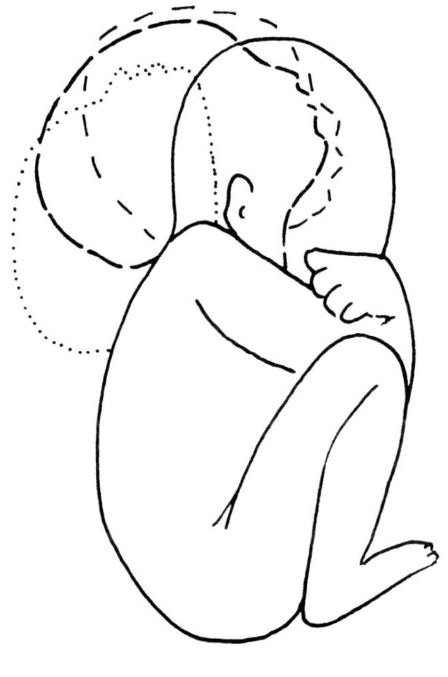

Bewegungen des fetalen Schädels in der antero-posterioren Ebene

————	vollständige Flexion
– – – -	unvollständige Flexion
—— ——	unvollständige Extension
· · · · · · · · ·	vollständige Extension

D. Schädeldurchmesser

Die Schädeldurchmesser ermöglichen es, die Beckenpassage des Fetus einzuschätzen.

a) Die antero-posterioren Durchmesser:

- occipito-mental: 13 cm
- occipito-frontal: 11,5 cm

b) Der subokzipitale Durchmesser:

- supokzipital bis Bregma: 9,5 cm

c) Der vertikale Durchmesser:

- submental bis Bregma: 9,5 cm.

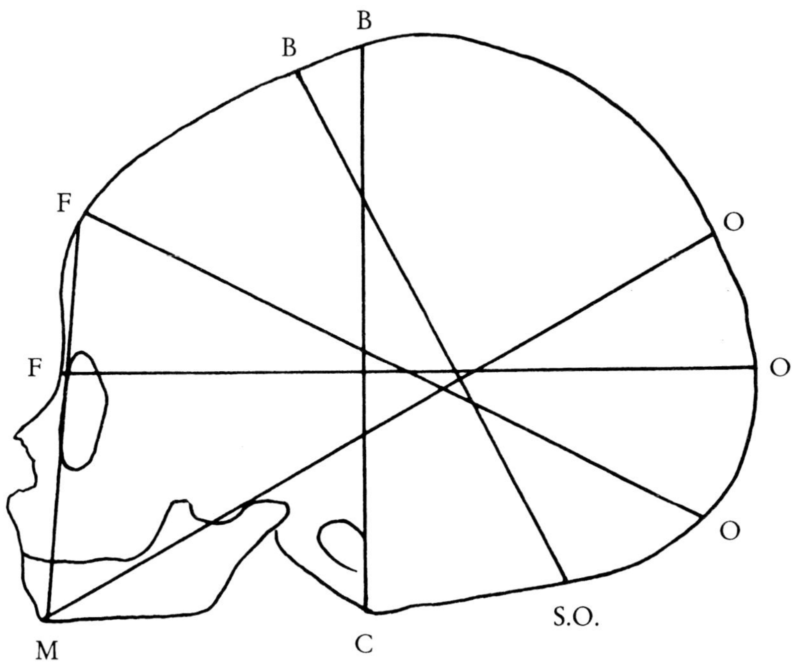

Schädeldurchmesser beim Fetus, Seitenansicht

FO: 11,5 cm Diameter fronto-occipitalis
MO: 14 cm Diameter occipito-mentalis
SOB: 9,5 cm Diameter suboccipito-bregmaticus
CB: 9,5 cm Diameter cervico-bregmaticus
FM: 8,25 cm Diameter fronto-mentalis

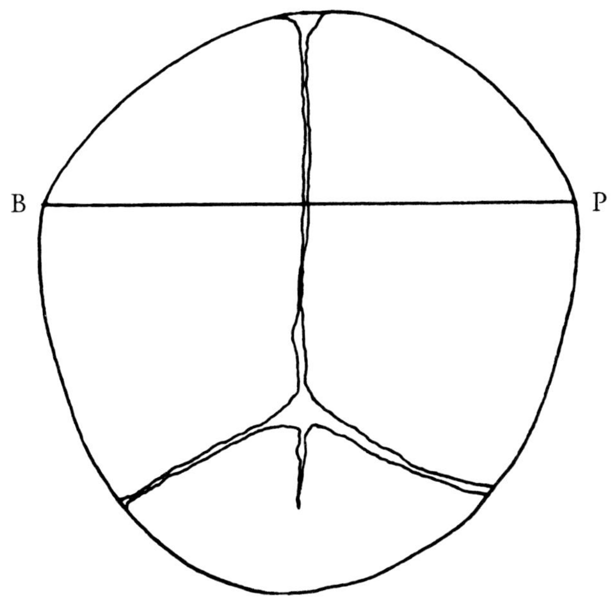

Schädeldurchmesser beim Fetus, Ansicht von posterior
BP: 9,5 cm Diameter biparietalis

d) Die transversalen Durchmesser:

- Biparietal: von einem Tuber parietale zum anderen; dies ist der größte transversale Durchmesser: 9,5 cm;
- Bitemporal: von einer Fossa temporalis zur anderen: 8 cm.

Bemerkungen:

- Einige dieser Durchmesser sind stärker komprimierbar als andere; so kann zum Beispiel der biparietale Durchmesser durch Übereinanderschieben der Scheitelbeine stark reduziert werden;
- Der Durchtritt des Kopfes ist je nach Flexions- oder Deflexionshaltung leichter oder schwieriger. Die günstigste Haltung ist eine starke Flexionshaltung, *wenn der Kopf stark nach ventral gebeugt ist.* In diesem Fall kommt der subokzipital-Bregma-Durchmesser zum Tragen. Eine Position zwischen Flexion und Deflexion weist den größten Durchmesser auf und verursacht Schwierigkeiten bei der Passage.

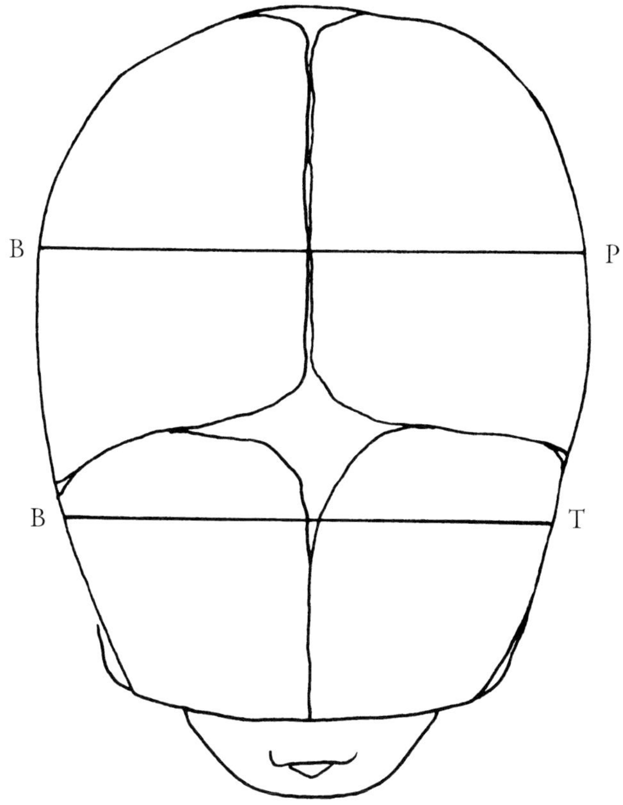

Schädeldurchmesser des Fetus, Ansicht von kranial
BP: 9,5 cm Diameter biparietalis
BT: 8,25 cm Diameter bitemporalis

E. Schädelumfang

Der Schädelumfang beträgt bei der Geburt 37 cm auf der Höhe des occipito-mentalen Durchmessers. Während des ersten Lebensjahres muß dieser Umfang gleich oder kleiner als der Brustkorbumfang bleiben.

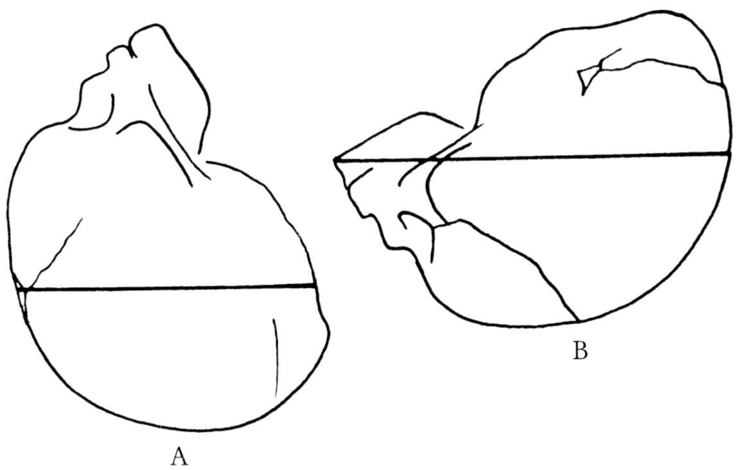

Die Präsentation des Schädels in Flexionshaltung (A)
oder in Deflexionshaltung (B) beeinflußt
den weiteren Ablauf der Geburt.

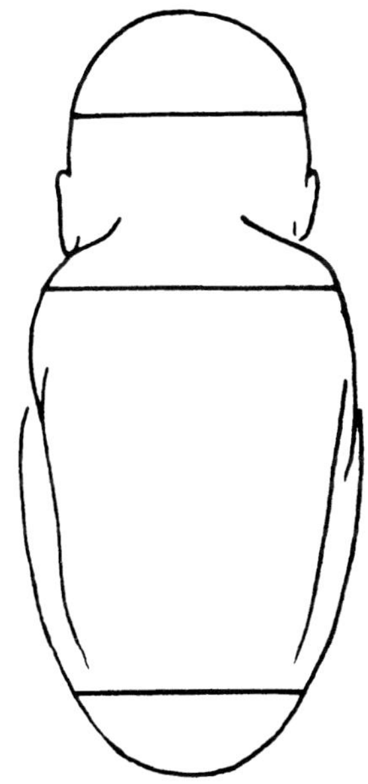

Die Rumpfdurchmesser des Fetus, Ansicht von dorsal
Diameter cranialis
Diameter bisacromialis
Diameter bitrochanterica

2. Der Rumpf des Fetus

Alle Durchmesser des Rumpfes sind komprimierbar und laufen daher weniger Gefahr, geschädigt zu werden.

Die Distanz zwischen den beiden Akromia beträgt 12 cm und kann auf 9,5 cm reduziert werden; die Distanz zwischen beiden Trochanteren beträgt 9 cm.

3. Die Geburtslagen

Die Geburtslagen werden nach dem Körperteil des Fetus, der zuerst in den Beckeneingang eintritt, in 3 Typen unterschieden:

A. Schädellage

96% der Fälle.

a) Scheitel-Lagen:

Die günstigste Lage ist jene in Flexionshaltung; der Durchmesser beträgt in diesem Fall 9,5 cm und paßt sich sehr gut dem schrägen Becken-Durchmesser (12 cm) an. In diesem Fall *ist das Okziput der erste Teil des Kopfes, der in den Geburtskanal eintritt.*

Es gibt zwei schräge Becken-Durchmesser und für jeden Durchmesser zwei mögliche Hinterhauptslagen, je nach Position des Os occipitale anterior oder posterior in Bezug zum Os ilium.

Daraus ergeben sich vier Möglichkeiten:

- im linken Schrägdurchmesser:

  Position O.I.L.A.: occipito-iliaca links ant.
  Position O.I.R.P.: occipito-iliaca rechts post.
  Die Position O.I.L.A. ist die häufigste und günstigste Position.

- im rechten Schrägdurchmesser:

  Position O.I.L.P.: occipito-iliaca links post.
  Position O.I.R.A.: occipito-iliaca rechts ant.

b) Gesichtslagen:

Der Kopf ist in diesem Fall in Deflexion.

c) Stirnlagen:

Der Kopf befindet sich in einer Zwischenposition.

B. Beckenendlagen

Vier Lagen, die durch die Position des fetalen Sakrum im Verhältnis zum Os ilium der Mutter definiert werden.

Position S.I.L.A.: sacro-iliaca links ant., die häufigste;

Position S.I.R.P.: sacro-iliaca rechts post.;

Position S.I.L.P.: sacro-iliaca links post.;

Position S.I.R.A.: sacro-iliaca rechts ant.

Eine komplette Beckenendlage liegt vor, wenn die Beine des Kindes gebeugt sind, eine inkomplette Beckenendlage, wenn die Beine gestreckt sind.

C. Querlagen

Auch hier sind gemäß denselben Prinzipien vier Positionen möglich.

Wir werden im Kapitel über Dysfunktionen die Folgen dieser Geburtslagen behandeln.

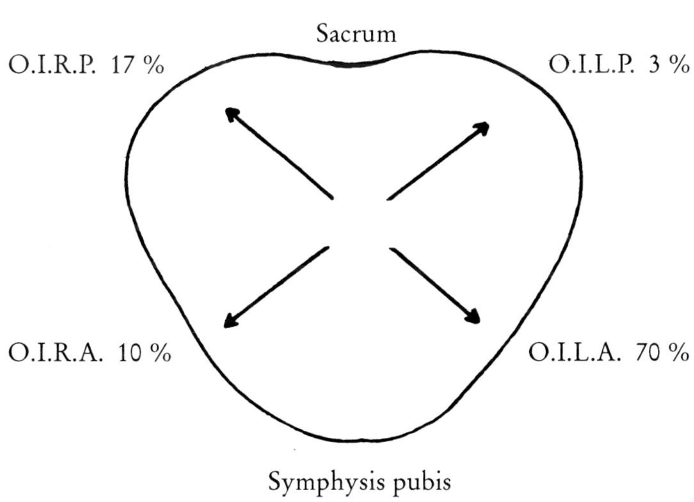

Die verschiedenen Schädelpräsentationen –
Horizontalschnitt durch das Becken

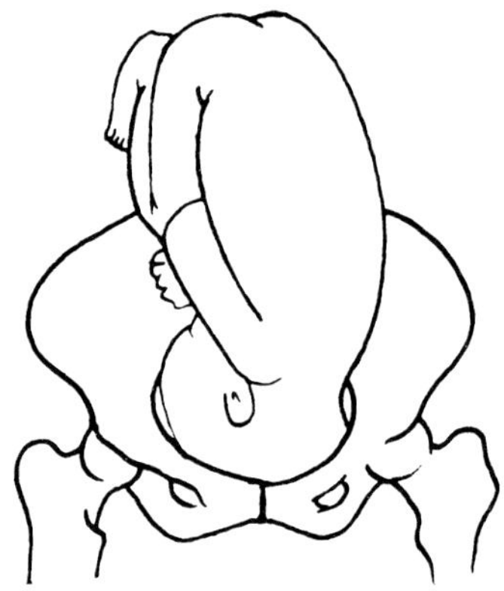

Präsentation O.I.L.A.
(erste Lage – im ersten schrägen Durchmesser)

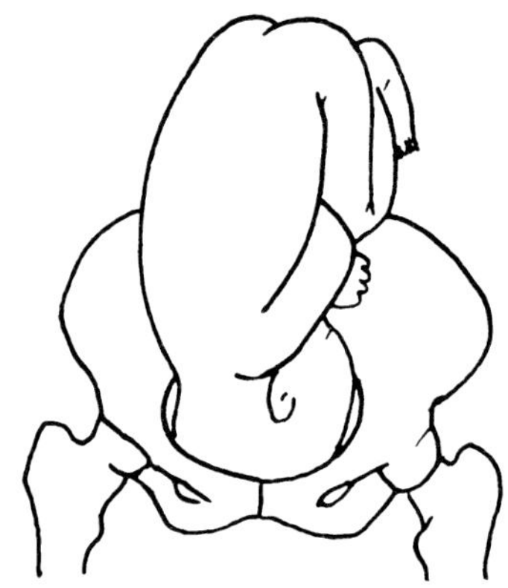

Präsentation O.I.R.A.
(zweite Lage – im zweiten schrägen Durchmesser)

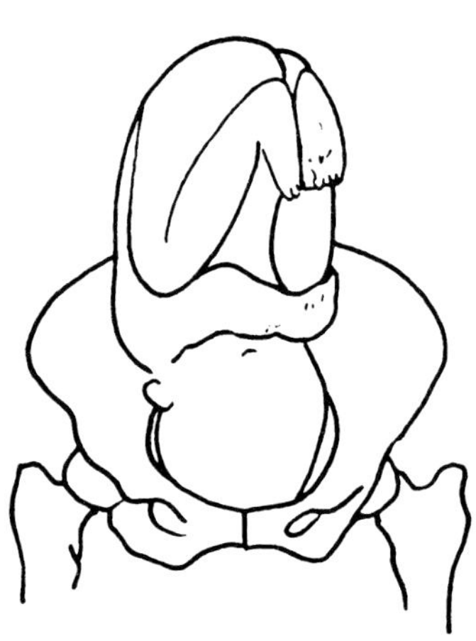

Präsentation O.I.R.P.
(zweite Lage – im ersten schrägen Durchmesser – occipito-posterior)

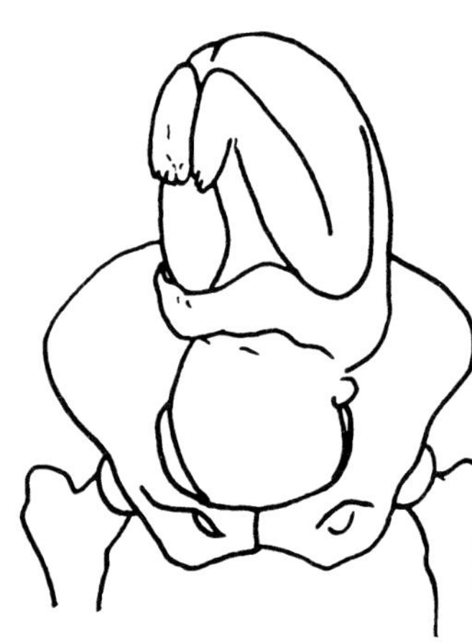

Präsentation O.I.L.P.
(erste Lage – im zweiten schrägen Durchmesser – occipito-posterior)

II. Das mütterliche Becken

1. Das knöcherne Becken

Begrenzungen:

- nach posterior durch das Os sacrum und Os coccygis;
- auf beiden Seiten durch die Ossa ilia;
- nach anterior durch die Symphysis pubis;
- nach kranial durch den Beckeneingang;
- nach kaudal durch den Beckenausgang.

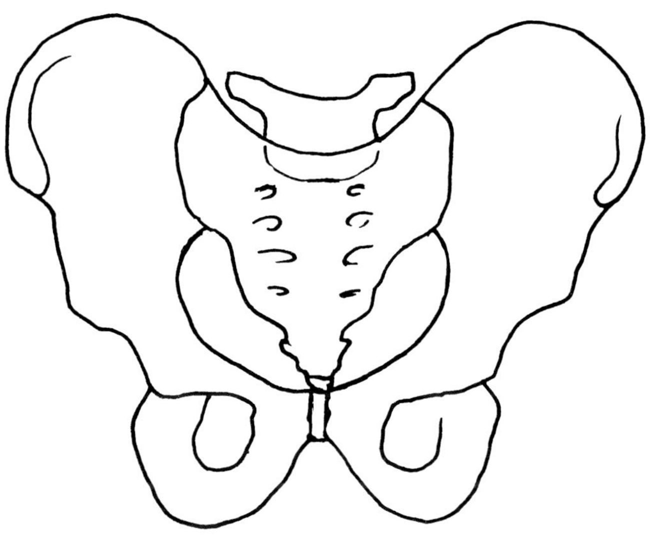

Das Becken

Alle das Becken bildende Elemente müssen beweglich genug sein, um die verschiedenen Beckendurchmesser während des Durchtritts des Fetus vergrößern zu können.

A. Mobilität des Os sacrum zwischen den Ossa ilia

Das Os sacrum in Flexion (Basis des Os sacrum nach posterior) gestattet eine Öffnung des Beckeneingangs.

Das Os sacrum in Extension (Basis des Os sacrum nach anterior und des Apex nach posterior) gestattet eine Öffnung des Beckenausgangs.

B. Mobilität des Gelenks L5/S1 und der Lendenwirbelsäule

Das Os sacrum ist oft in seinen Bewegungen eingeschränkt, wenn eine Dysfunktion der LWS vorliegt.

Die sympathische Innervation des kleinen Beckens hängt großteils von den sympathischen Ganglien ab, und jegliche Mobilitätseinschränkung in der LWS hat viszero-somatische Auswirkungen.

Die lumbale Bewegungsfreiheit ist im übrigen für eine gute Lage des Fetus während der Schwangerschaft unabdingbar: die nach ventral konvexe Krümmung des Fetus paßt sich der Lendenlordose der Mutter an.

C. Mobilität zwischen Os sacrum und Os coccygis

Durch eine Bewegung nach posterior vergrößert das Os coccygis den antero-posterioren Durchmesser des Beckenausgangs. Die eingeschränkte Mobilität dieses Gelenks, insbesondere nach Stürzen auf das Steißbein, kann die finale Austreibungsphase beeinträchtigen.

D. Mobilität der Symphysis pubis

Die hormonellen Veränderungen der Schwangerschaft ermöglichen ein gewisses Auseinanderweichen der beiden Schambeinäste, wodurch ebenfalls das Becken erweitert wird.

E. Mobilität der koxofemoralen Gelenke

Die Hüften sind Teil des Beckengürtels und stehen deshalb in wechselseitiger Abhängigkeit mit den anderen Gelenken, insbesondere dem Iliosakralgelenk und dem Lumbosakralgelenk. Jegliche Einschränkung im Bereich der Hüftgelenke verursacht ein Ungleichgewicht der Beckenphysiologie.

2. Die Weichteile des Beckens

A. Die Muskulatur

Einige Muskel bilden eine Art von „Auskleidung“ des Beckens und stellen somit einen gewissen Schutz für den Kopf des Fetus dar. Sie müssen in ausgeglichenem Spannungszustand sein, um die Geburt zu erleichtern.

a) M. psoas:

Sein Volumen reduziert das Volumen des Beckens; er reduziert zudem den Transversaldurchmesser des Beckeneingangs, so daß der schräge Durchmesser der größte ist. Dies erklärt zum Teil die Schräglage des fetalen Kopfes während des Eintritts in den Beckeneingang.

b) M. iliacus

c) M. obturatorius internus

d) M. piriformis

e) Beckenbodenmuskulatur

Sie spielen während der Schwangerschaft und bei der Geburt eine wichtige Rolle;

- die rund um die Vagina und die Vulva gelegenen Muskeln bilden das ventrale Perineum.
- M. coccygeus, M. levator ani und posteriore Fasern des M. glutaeus maximus bilden das dorsale Perineum.

Beim Tiefertreten in die Beckenhöhle drückt der Fetus das Os coccygis nach dorsal. Nachdem diese Bewegung die maximale Amplitude erreicht hat, wird der Kopf des Fetus nach ventral gedrückt und gleitet vor seinem Austritt am dorsalen Perineum entlang.

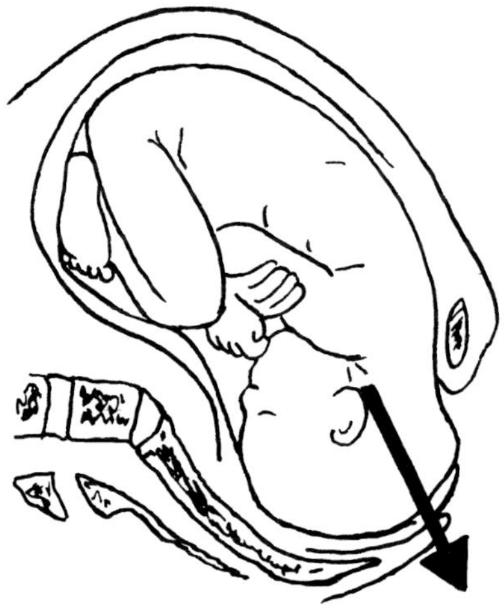

Während des Tiefertretens bewegt der fetale Schädel das Os coccygis nach posterior.

B. Die Ligamente

Die Ligamenta sacro-tuberalia und sacro-spinalia sind an der Bildung des dorsalen Perineums beteiligt.

Alle Ligamente des Beckens müssen wie alle anderen Strukturen vor, während und nach der Schwangerschaft behandelt werden.

3. Der Uterus

Dieser einen Hohlraum umschließende Muskel verdickt und dehnt sich während der Schwangerschaft. In etwa 76% der Fälle neigt er sich in der frontalen Ebene nach rechts und erfährt eine Rechtsrotation um die vertikale Achse; diese Rotation kann durch die Lage des Fetus erklärt werden.

Am graviden Uterus werden 3 Teile unterschieden:

- Collum uteri;
- das untere Uterinsegment;
- Corpus uteri.

Die Gesamtheit der Bänder und Peritonealduplikaturen, die den Uterus umgeben, stellen eine direkte Verbindung zu den Beckenknochen her, die daher einen direkten Einfluß auf den Uterus ausüben.

Der Uterus wird sympathisch über die lumbalen Spinalnerven und parasympathisch über das Sakralmark versorgt, was die Wichtigkeit der Korrektur im lumbosakralen Bereich noch mehr betont.

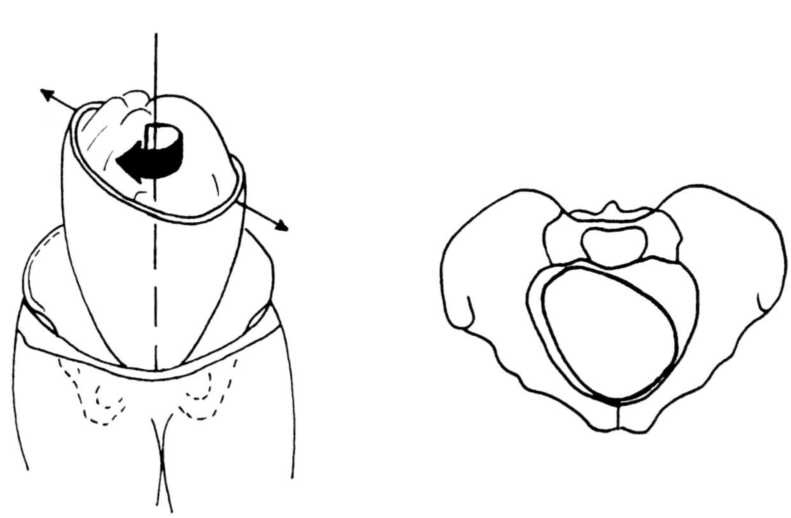

Rotation des graviden Uterus

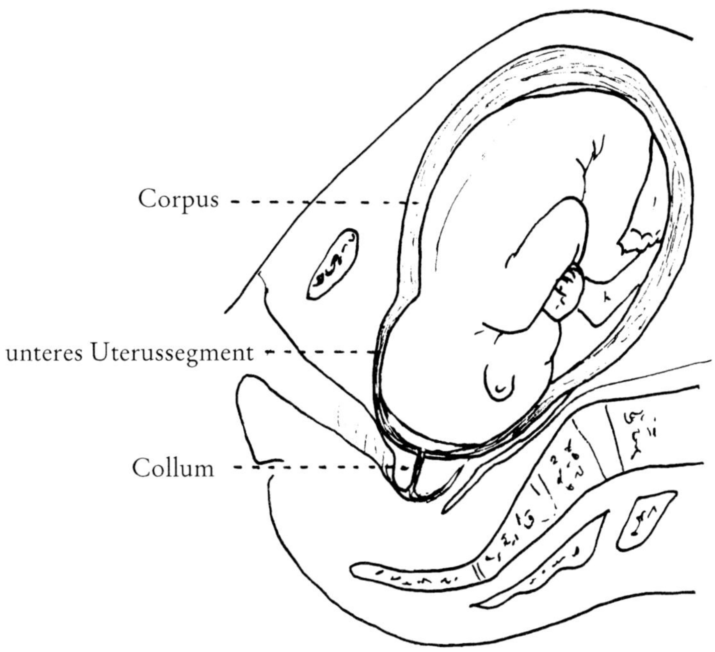

Die drei Abschnitte des graviden Uterus

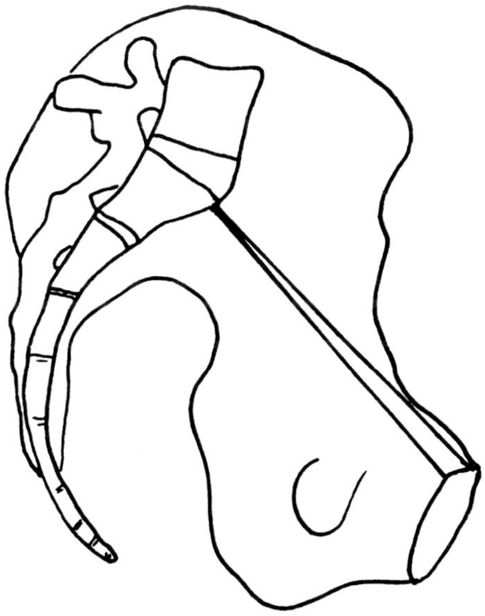

Beckendurchmesser, Seitenansicht

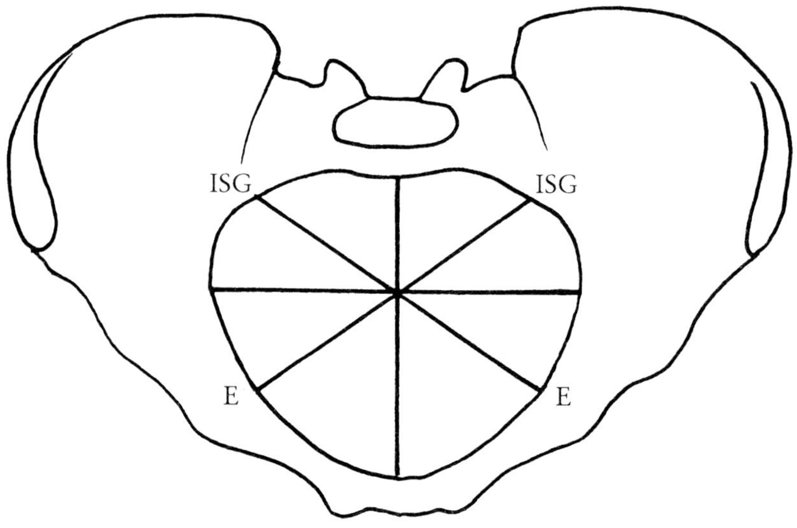

Beckendurchmesser, Ansicht von kranial
ISGE: ISG – Eminentia iliopectinea = 12 cm

4. Der Geburtskanal

Darunter wird der gesamte knöcherne Kanal mit seinem sehnig-muskulösen Diaphragma (dem Perineum) verstanden.

Er besteht aus:

– einer oberen Öffnung: dem Beckeneingang;

– der Beckenhöhle;

– einer unteren Öffnung: dem Beckenausgang.

A. Der Beckeneingang

Er entspricht der anatomischen Trennung zwischen dem kleinen und dem großen Becken. Er besteht aus dem lumbo-sakralen Gelenk dorsal, der Linea arcuata (terminalis) lateral und dem Oberrand der Schambeinäste ventral.

a) Die antero-posterioren Durchmesser:

- 11 cm zwischen dem Promontorium und der oberen Kante des Schambeinastes;
- 10,5 cm zwischen dem Promontorium und der Eminentia retropubica (conjugata vera); vom Standpunkt der Geburtshilfe aus ist dieser Durchmesser der wichtigste.

b) Die Querdurchmesser:

- 13,5 cm an der breitesten Stelle, aber zu weit dorsal, um den Durchtritt des Fetus zu gestatten;
- 13 cm im mittleren Teil.

c) Die schrägen Durchmesser

12 cm zwischen den Eminentiae ilio-pectineae und den Iliosakralgelenken.

Der Kopf des Fetus dreht sich meistens in die Richtung des linken (ersten) schrägen Durchmessers (linke Eminentia ilio-pectinea, rechtes Iliosakralgelenk).

Bemerkungen:

Beim Eintritt in den Beckeneingang durchläuft der Schädel eine asymmetrische Passage, was zu einer einseitig stärkeren Druckeinwirkung führt. Diese Asymmetrie wird durch jegliche Störung im Becken noch verstärkt. So kann eine Dysfunktion des Os sacrum der Mutter in Linkstorsion um eine nach links schräge Achse in Kombination mit einer Basis des Os sacrum rechts anterior, eine Störung im anterioren linken Quadranten des kindlichen Schädels bewirken (fronto-parietale Zone).

B. Die Beckenhöhle

Sie liegt zwischen dem Beckeneingang, dessen größter Durchmesser transversal verläuft, und dem Beckenausgang, dessen größter Durchmesser sagittal verläuft. Sie hat die Form eines unregelmäßigen Zylinders, der, dem Verlauf der Sakralkonkavität folgend, in sich selbst gekrümmt ist.

C. Der Beckenausgang

Er besteht aus dem Steißbein dorsal, dem Lig. sacro-tuberale und sacro-spinale und dem Tuber ischiadicum lateral sowie dem Schambeinast ventral.

D. Die Beckenebenen

Die Ebenen des Beckeneingangs und des Beckenausgangs verlaufen nicht parallel. Der Fetus muß daher in rechtem Winkel zum Beckeneingang in diesen eintreten, dann die Richtung während des Tiefertretens in das Becken ändern, um beim Austritt in rechtem Winkel zur Ebene des Beckenausgangs zu liegen.

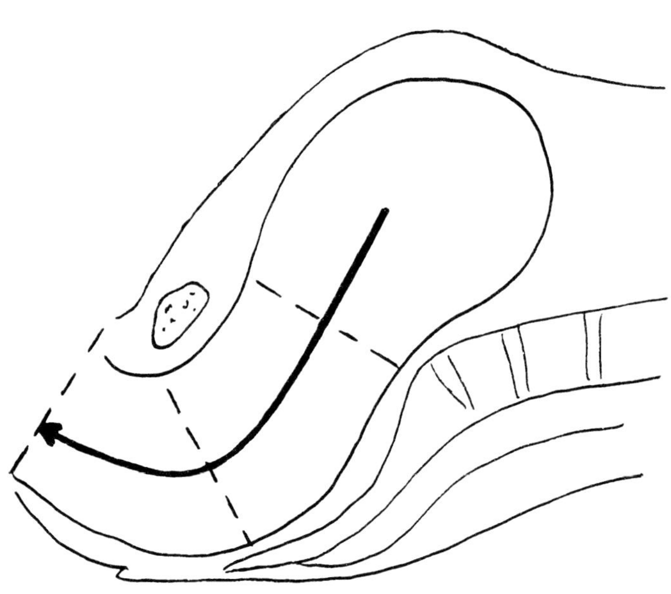

Die Progression des Fetus im Geburtskanal

III. Die Geburt

Wir werden hier nicht alle Phasen der Geburt eingehend behandeln, sondern uns auf jene Momente beschränken, die Einfluß auf den kraniosakralen Mechanismus des Kindes haben.

Die normale Geburt läuft in drei Phasen ab:

- Verkürzung und Erweiterung des Muttermundes;

- Austritt des Fetus;

- Austritt der Plazenta und der Membranen.

Wenn wir uns auf den Fetus und seinen Durchtritt durch das Becken beschränken, können wir drei Etappen beschreiben.

1. Eintritt in den Beckeneingang

Dieser Eintritt erfolgt insbesondere bei Erstgeburten oft vor Beginn der Wehen (erkennbar an der Verkürzung und der Erweiterung des Muttermundes). Meistens befindet sich der Schädel dann schon in der schrägen Position O.I.L.A. (siehe Absatz über die Geburtslagen), so daß sein größter Durchmesser entsprechend dem größten Becken-Durchmesser der Mutter zu liegen kommt.

Unter Einwirkung des intrauterinen Drucks, wird der Schädel des Fetus so geformt, daß er sich dem Geburtskanal optimal anpaßt.

Bei Scheitel- und Stirnlagen geschieht diese Anpassung durch ein Übereinanderschieben der Knochen der Schädeldecke.

Bei Gesichtslagen leisten die Gesichtsknochen der Kompression größeren Widerstand; so kommt es häufig zu Ödemen, verformt werden in diesem Fall das Os frontale, Os parietale und Os occipitale.

Bei Beckenendlagen wird die Anpassung zwar großteils durch eine Kompression der Weichteile erzielt, Os sacrum und Ossa ilia werden aber dennoch belastet.

2. Tiefertreten in den Beckenraum

Der größte Durchmesser des Beckeneingangs sowie der größte Durchmesser der Beckenhöhle verlaufen schräg, während der größte Durchmesser des Beckenausgangs antero-posterior verläuft. *Der Fetus muß daher den Gesetzen der Physik gehorchen und sich in der*

Beckenhöhle drehen, um sich in Richtung des geringsten Widerstandes zu bewegen.

Wir können das Tiefertreten in drei Phasen gliedern:

A. Der erste Teil des Tiefertretens erfolgt entlang einer Achse, die vom Nabel zum Steißbein verläuft. Der Scheitel kommt mit der Vorderseite von Os sacrum und Os coccygis in Berührung und drückt letzteres nach posterior.

B. Sobald die posteriore Bewegung des Steißbeins die maximale Amplitude erreicht hat, liegt der Kopf auf dem dorsalen Perineum, das nun unter Spannung steht. Diese Spannung oder eine eventuelle Kontraktion des Perineums leisten Widerstand gegen das Tiefertreten entlang der vorher beschriebenen Achse und leitet den Fetus nach ventral.

C. Der Kopf des Kindes stützt sich nun auf das Perineum, das gewissermaßen einen Drehpunkt darstellt, und vollzieht eine Rotation, so daß sein größter Durchmesser mit dem größten Durchmesser des Beckenausgangs übereinstimmt, d. h. der Kopf bewegt sich in die antero-posteriore Achse.

Diese Rotation scheint durch einen kräftigen Widerstand des dorsalen Perineum begünstigt zu werden. Bei zu starker Dehnung desselben kann die Rotation nicht stattfinden.

In der Position O.I.L.A. dreht sich der Kopf nach links, wobei das Os occipitale Gegendruck durch die Pars posterior des Schambeins erfährt.

Es sei darauf hingewiesen, daß die Drehung erst durch diesen Gegendruck stattfinden kann, wobei das Os occipitale vielfältigen Spannungen ausgesetzt ist, die die intraossalen Dysfunktionen erklären können.

3. Austritt aus dem Beckenausgang

In der Austreibungsphase ist der Kopf des Fetus unter dem Os pubis als Drehpunkt einer Deflexion unterworfen.

Diese letzte Phase ist wesentlich für das Verständnis von Dysfunktionen der Schädelbasis, insbesondere im Bereich des Foramen magnum, da das Os occipitale einem sehr hohen Druck ausgesetzt sein kann.

Der Fetus besteht aus zwei Teilen: dem Kopf und dem Körper mit einem sehr beweglichen Segment dazwischen, der Halswirbelsäule.

Nach dem Austritt des Kopfes muß sich der größte Durchmesser des Schultergürtels (von Akromion zu Akromion) in die antero-posteriore Achse des Beckenausgangs drehen. Diese Bewegung wird durch eine Rechtsdrehung des Kopfes begünstigt.

Die rechte Schulter kann als erste austreten. Wenn der Kopf des Kindes leicht gestützt wird, wobei die Seitneigung der zerviko-thorakalen Wirbelsäule verändert wird, wird die dorsale, also die linke Schulter, als erste geboren. Es sei darauf hingewiesen, daß eine derartige Unterstützung die auf den zerviko-thorakalen Übergang wirkenden Kräfte vermindert; eine zu starke Drehung des Kopfes beim Austritt der Schultern kann jedoch die erste Belastung für diesen Übergang darstellen, wenn es zu Durchtrittsschwierigkeiten kommt; siehe dazu das Kapitel über die kranio-sakralen Dysfunktionen.

Kapitel 2

Die normale Entwicklung des Kindes

I. Das Knochenwachstum

Bei der Geburt bestehen alle Schädelknochen aus einer einzigen Schichte. Das innere Periost ist mit der Dura mater verbunden.

Der Schädel besteht aus zwei Teilen:

- der Schädelbasis knorpeligen Ursprungs;
- dem Schädeldach membranösen Ursprungs.

Sie werden durch eine Ebene getrennt, die durch Inion und Ophryon verläuft.

Der Gesichtsschädel ist sehr klein und besteht großteils aus den Oberkiefern, die sich nach der Geburt durch das Saugen, die Atmung und das Kauen stark entwickeln.

Der Schädel weist sechs Fontanellen auf (s. Kapitel 1: Der geburtsreife Fetus). Sie sind üblicherweise gegen Ende des zweiten Lebensjahres alle geschlossen.

Im allgemeinen verläuft das Schädelwachstum, das stark von der Entwicklung des Gehirns beeinflußt wird, bis zum fünften Lebensjahr rasch (das Foramen magnum hat zu diesem Zeitpunkt fast die endgültige Größe erreicht). Dann verlangsamt es sich bis zur Pubertät, wo es dann zu einem neuerlichen Entwicklungsschub des Gesichts und der Kalotte kommt.

Der Schädelumfang beträgt bei der Geburt etwa 37 cm; während des gesamten ersten Lebensjahres muß er genauso groß oder kleiner als der Brustumfang bleiben.

Jeder Knochen weist besondere Merkmale auf.

1. Das Os occipitale

Wir unterscheiden bei der Geburt vier Teile:

- die Squama, die wiederum aus vier Ossifikationskernen besteht, die sich bereits in der intra-uterinen Periode zusammenschließen;
- die Partes laterales;
- die Pars basilaris.

Die beiden Teile, die die Kondylen des Os occipitale bilden, liegen sowohl auf der Pars basilaris, als auch auf den Partes laterales.

Die Ossifikation der Squama und der Partes laterales erfolgt im Alter von 2 bis 3 Jahren, jene der Pars basilaris und der Partes laterales zwischen 7 und 9 Jahren.

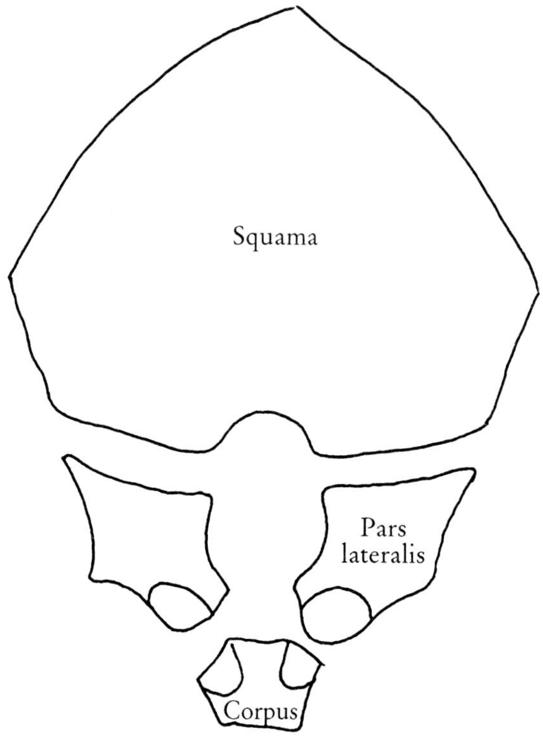

Die vier Teile des Os occipitale

2. Das Os sphenoidale

Wir unterscheiden bei der Geburt drei Teile:

- Corpus und Alae minores;
- die beiden Blöcke bestehend aus Processus pterygoidei und Alae majores.

Das Corpus selbst besteht aus zwei Teilen, dem Prä- und dem Post-Sphenoid, die um den achten Fetalmonat verschmelzen. Die Crista kennzeichnet die Verbindung dieser beiden Teile.

Die Ossifikation des Os sphenoidale ist gegen Ende des ersten Lebensjahres abgeschlossen. Die Keilbeinhöhlen entwickeln sich weiter und erreichen nach der Pubertät ihre endgültige Größe.

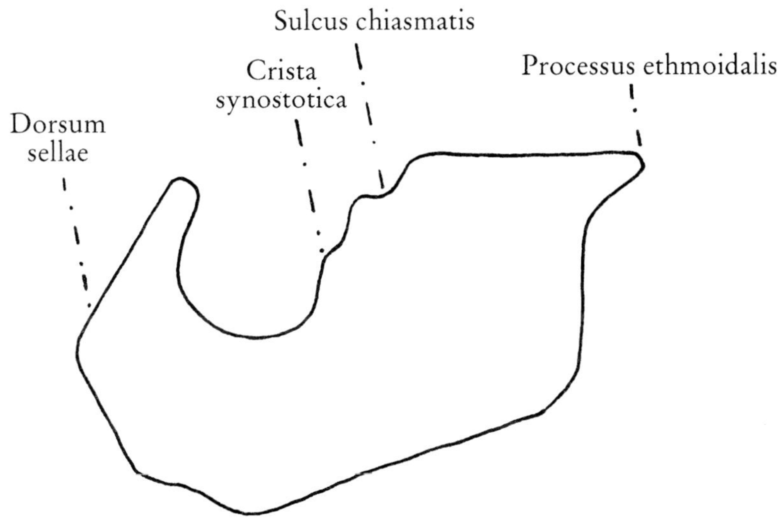

Corpus ossis sphenoidalis, Seitenansicht

3. Das Os temporale

Wir unterscheiden bei der Geburt 3 Teile:

- die Squama
- die Pars tympanica
- die Pars petrosa

Die Ossifikation ist am Ende des ersten Lebensjahres abgeschlossen. Die Entwicklung des Processus mastoideus beginnt zu diesem Zeitpunkt zum Teil unter Einwirkung der Zugkraft durch den M. sternocleidomastoideus.

4. Das Os frontale

Wir unterscheiden zwei Teile bei der Geburt, die durch die Sutura metopica getrennt sind.

Die Ossifikation ist in den meisten Fällen etwa im sechsten Lebensjahr abgeschlossen. Die Sinus erreichen nach der Pubertät ihre endgültige Größe.

5. Das Os parietale

Besteht aus einem einzigen Teil, mit einer Fontanelle an jedem Eckpunkt.

6. Das Os ethmoidale

Wir unterscheiden drei Teile bei der Geburt:

- die beiden Partes laterales;
- die Lamina perpendicularis, über der sich die Crista Galli befindet.

Die Ossifikation ist gegen Ende des sechsten Lebensjahres abgeschlossen. Die Entwicklung der Labyrinthe sowie jene der anderen Knochenhöhlen geht noch über die Pubertät hinaus.

7. Die Maxilla

Wir unterscheiden bei der Geburt zwei Teile:

- die Prämaxilla;
- die Postmaxilla.

Die Verbindungslinie befindet sich kranial des Eckzahns. Diese intermaxillare Naht kann bis ins Erwachsenenalter bestehen.

Die Entwicklung des Sinus geht noch über die Pubertät hinaus.

8. Die Mandibula

Wir unterscheiden zwei Teile bei der Geburt, die am Ende des ersten Lebensjahres durch die Symphysis mentalis vereint werden.

Die Entwicklung geht noch über die Pubertät hinaus.

9. Der Atlas

Wir unterscheiden bei der Geburt drei Teile:

- die beiden Massae laterales;
- der Arcus anterior.

Die beiden Massae laterales verschmelzen etwa im dritten Lebensjahr zum Arcus posterior; der Arcus anterior verbindet sich im Alter zwischen 7 und 9 Jahren mit den beiden Massae laterales.

10. Das Os sacrum

Wir unterscheiden bei der Geburt fünf Teile:

Die beiden kranialen Teile verschmelzen im Alter von zwei bis drei Jahren. Die Ossifikation ist nach dem 25. Lebensjahr komplett abgeschlossen.

II. Die psychomotorische Entwicklung

1. Bei der Geburt

Das Neugeborene schläft größtenteils. Es niest, streckt sich, gähnt, bewegt den Rumpf und die Gliedmaßen.

2. Mit 1 Monat

Es führt die Hände zum Mund, hält den Kopf gerade, wenn der Rumpf gehalten wird. Es erkennt seine Mutter, schreckt bei Geräuschen zusammen.

3. Mit 2 Monaten

Es lächelt, hebt den Kopf, wenn man es auf den Bauch legt und folgt mit den Augen Gegenständen im Raum.

4. Mit 3 Monaten

Das Neugeborene kann einer Person mit dem Blick folgen, lenkt seine Aufmerksamkeit von einem Gegenstand zum anderen.

5. Mit 4 Monaten

Es kann laut lachen, den Kopf und den Oberkörper heben, wenn es auf dem Bauch liegt, und einen Gegenstand in der Hand halten.

6. Mit 5 Monaten

Es hält den Kopf gerade.

7. Mit 7 Monaten

Es rollt sich vom Bauch auf dem Rücken, erkennt seine Umgebung, ergreift Gegenstände.

8. Mit 8 Monaten

Es versucht zu krabbeln, gibt seine Spielsachen von einer Hand in die andere, versucht, auf sich aufmerksam zu machen.

9. Mit 9 Monaten

Das Kind sagt Papa und Mama, gibt Zeichen mit der Hand, kann sitzen.

10. Mit 10 Monaten

Es krabbelt auf allen Vieren, kann mit Hilfe stehen, lächelt sich im Spiegel an, hält sein Fläschchen.

11. Mit 11 Monaten

Es ißt mit den Fingern, versucht aufzustehen, entdeckt den Pinzettengriff.

12. Mit 12 Monaten

Es kann einige Schritte gehen, wenn man es stützt, es krabbelt überallhin, es verbindet Worte.

13. Mit 13 Monaten

Es kann alleine stehen, ein Glas ergreifen.

14. Mit 14 Monaten

Es kann vier oder fünf Worte sprechen, beginnt Stiegen zu steigen, kann seine Sphinktermuskulatur kontrollieren.

15. Mit 18 Monaten

Es klettert auf einen Sessel, läuft, kann auf einem Fuß stehen, aus einer Schale trinken, beginnt zu sprechen, zeigt die Bilder in einem Buch.

16. Mit 2 Jahren

Es geht Stiegen auf und ab, läuft ohne hinzufallen, verwendet das Wort „ich", assoziert ca. 30 Worte.

17. Mit 3 Jahren

Es kann seine Kleider auf- und zuknöpfen, kann einfache geometrische Figuren nachzeichnen.

Kapitel 3

Die Kraniosakrale Dynamik

I. Einleitung

Alle Strukturen des Körpers befinden sich in einer permanenten Mikrobewegung, die von einem geübten Therapeuten erfühlt werden kann und einen Rhythmus von 10 bis 14 pro Minute aufweist.

Sutherland hat diese Bewegungen als „Primäre Atmung" bezeichnet. Sie besteht aus einer Pendelbewegung um einen Neutralpunkt.

Gemäß der von *Sutherland* verwendeten Nomenklatur ist es üblich, in Analogie zur Rippenatmung, von einer kraniosakralen Inspirations- und Exspirationsphase zu sprechen.

In der Inspirationsphase:

- bewegen sich die unpaaren Strukturen (Os sacrum, Os occipitale usw.) in einer antero-posterioren Ebene um transversale Achsen, wobei sie eine *Flexionsbewegung* beschreiben.
- führen die paarigen Strukturen (Os ilium, Os temporale, Os zygomaticum usw.) adaptativ eine *Außenrotation* durch.

In der Exspirationsphase:

- gehen die unpaaren Stukturen in *Extension.*
- gehen die paarigen Strukturen in *Innenrotation.*

Diese „Mikro-Bewegungen" oder das, was wir als solche wahrnehmen, weisen eine minimale Amplitude auf und sind nur über die subtile Wahrnehmung erfaßbar („Listening"-Tests).

Die kraniosakrale Dynamik ist die Gesamtheit dessen, was wir in *allen Teilen des Körpers* wahrnehmen können. Die Wahrnehmung beinhaltet die Knochen, die Membranen der Dura mater und die Faszien, die alle Elemene miteinander verbinden. Diese verschiedenen Strukturen müssen sich *synchron* bewegen. Die unpaaren Knochen vollziehen eine Flexion oder Extension, während die paarigen Knochen eine Innen- oder Außenrotation beschreiben.

Alle kraniosakralen Bewegungen geschehen *rhythmisch* und sind dem Willen nicht unterworfen.

II. Der Begriff der Achse

Wir haben für Flexion-Extension eine transversale Achse beschrieben, die durch den Schwerpunkt der betreffenden Struktur verläuft. Dieses Prinzip ist zweckmäßig und zufriedenstellend, solange nur ein Freiheitsgrad dargestellt wird. Wenn man andere Bewegungen untersuchen will (wir wissen zum Beispiel, daß der Körper des Os sphenoidale eine Seitneigung und eine Rotation beschreiben kann), dann müssen wir uns wie für die paarigen Strukturen *Bewegungszentren* vorstellen, die verschiedene Kombinationen ermöglichen.

Ein gesunder Mensch muß in der Lage sein, sich den Bedingungen der Umgebung anzupassen. *Die verschiedenen Teile des Körpers müssen ein Gleichgewicht untereinander herstellen.* Das bedeutet die Notwendigkeit von *„variablen Bewegungszentren“*. Ihre Position definiert sich jeweils neu nach den durch die Schwerkraft, die Faszienspannungen oder die Bewegungen und Dysfunktionen anderer Körperzonen geschaffenen Gesetzen.

Dies bedeutet für den Therapeuten auch die *Notwendigkeit, den Adaptationen*, den neuen Bewegungszentren, die im Verlauf einer Korrektur von Spannungen entstehen, *ständig zu folgen und sie zu berücksichtigen.*

III. Die Formbarkeit

Unsere Erfahrungen mit kraniosakralen Behandlungen bei Säuglingen und Kleinkindern haben gezeigt, daß es nicht erforderlich ist, der Beschreibung von Achsen allzu großes Augenmerk zu schenken.

Wir wissen, daß Formen in geringem Ausmaß veränderlich sind. Wie kann man nun Bewegungsachsen beschreiben für Strukturen, deren Form inkonstant ist?

Die Palpation des Schädels eines gesunden Neugeborenen gibt uns ganz allgemein den Eindruck *großer Formbarkeit*, Ausdehnung,

„Dilatation", gefolgt von einer Phase der Rückkehr in die ursprüngliche Lage. Dieses Bild sollte immer in unserer Vorstellung präsent sein. Es handelt sich nicht so sehr um die Verschiebung eines Knochens im Verhältnis zu einem anderen, sondern vielmehr um einen Eindruck der Expansion und des Lebens aller Gewebe in einem harmonischen Ganzen.

Beim Säugling ist die Schädeldecke noch sehr elastisch, selbst in jenen Bereichen, in denen die Ossifikation bereits weiter vorangeschritten ist; sie stellt jene Schichte dar, die die Membranen der Dura mater bedeckt, die ihrerseits das Gehirn schützen; dieses gesamte System weist dieselben Spannungsverhältnisse auf.

Das Leben, die Bewegung des Schädels, wie auch jene des restlichen Körpers, findet in jeder Faser, in jeder Zelle, in jedem Molekül statt. Das Einwirken des Therapeuten beschränkt sich nicht auf die Korrektur eines Knochens im Verhältnis zu einem anderen; er trägt vielmehr zur Wiederherstellung von Funktionen der verschiedenen Gewebe bei; eine dieser Funktionen ist die Möglichkeit, auf die Reize der Umwelt zu reagieren.

Beim Kleinkind wissen wir, daß Os sacrum, Sternum und Os occipitale noch nicht komplett ossifiziert sind. Es besteht eine gewisse „gelenkige Beweglichkeit" zwischen ihren Anteilen. Ebenso ist das Knochengewebe, aus dem die Ossifikationszentren bestehen, sehr flexibel, da die Knochenstruktur noch nicht ihre maximale Dichte erreicht hat.

Somit erscheint die Beschreibung der Bewegungen von Os sacrum, Sternum und Os occipitale um eine transversale Achse sehr schematisch. Zu dieser klassischerweise angegebenen Bewegung kommt eine Expansionsbewegung, eine globale „Öffnung" während der Flexion aufgrund der intraossalen Flexibilität. Die Bewegung erfolgt also nicht nur in antero-posteriorer Richtung, sondern auch in anderen Ebenen. Die Konvexitäten nehmen ab. Das Os sacrum wird senkrechter, flacher; die Squama des Os occipitale stellt sich mehr horizontal ein, die lateralen Anteile bewegen sich nach außen und candal.

In der Extension ist es umgekehrt: die Strukturen schließen sich, „rollen sich ein", ihre Konvexitäten nehmen zu.

Der geübte Therapeut kann diese Bewegungen einfach dadurch wahrnehmen, indem er die Hand/Hände flach jeweils auf die verschiedenen Knochen legt. Die Untersuchung und Verbesserung dieser Expansionsbewegungen stellen ein Modellieren dar (s. Kapitel 6: Die Modelliertechniken).

Diese Formbarkeit besteht in einem geringeren oder größeren Ausmaß im Laufe des ganzen Lebens weiter. Das Alter, das „Terrain“, Traumata usw. sind Faktoren, die sie beeinflussen können.

Das Erlernen dieser feinen Palpation der Gewebe von Neugeborenen und Kleinkindern verändert beim Therapeuten die Sicht der kraniosakralen Dynamik beim Erwachsenen.

Die Begriffe der Formbarkeit und der Flexibilität müssen auch die mechanistische Beschreibung der Bewegungen der paaren Knochen modifizieren.

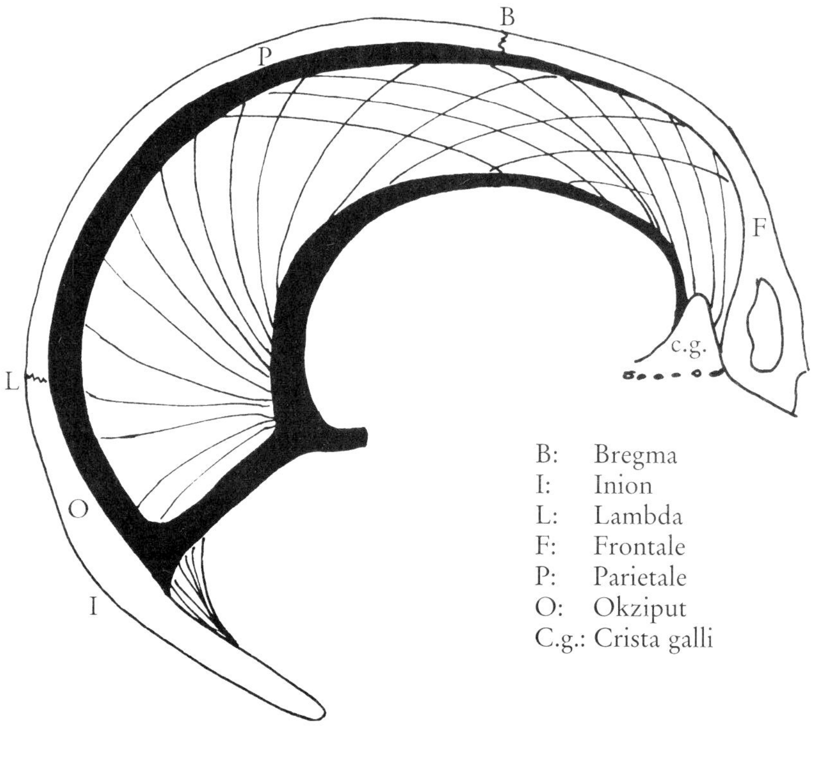

Falx cerebri

- Zieht von anterior nach posterior;
- Ansatz am Os occipitale, auf der Sutura sagittalis und der Sutura metopica;
- endet vorne an der Crista galli ossis ethmoidalis;
- Die Falx cerebelli verlängert die Falx cerebri nach kaudal

Die verschiedenen Anteile eines Knochens können sich gegeneinander bewegen, und die Flexibilität der intraossalen Fasern kann gewisse individuelle Unterschiede der Bewegungsmuster mit sich bringen. Wir fassen alle Bewegungen zusammen, indem wir drei Bewegungen in den drei Ebenen des Raumes beschreiben, deren Kombination die globale Außen- oder Innenrotationsbewegung bildet.

Eine dieser drei Komponenten ist die wichtigste und stellt die Haupt-Bewegung dar, die anderen beiden sind Neben-Bewegungen. Die Aufgabe des Therapeuten ist es, immer offen zu bleiben für die Wahrnehmung dieser Bewegungen, ihrer Qualität und ihrer Quantität. *Die Korrektur der Neben-Bewegungen erleichtert die gesamte Korrektur.*

IV. Die Dura mater

Die Dura mater spielt eine sehr wichtige Rolle im Mechanismus der Primären Atmung. Sie stellt eine *Verbindung* zwischen den verschiedenen Teilen des Schädels dar und koordiniert deren Bewegung; ihr Spannungszustand muß ausreichend sein, um diese Funktion erfüllen zu können.

Die äußerste Schichte der Dura mater *liegt fest an der gesamten Schädelinnenfläche an*, außer im Bereich der Ossa parietalia.

Die Dura mater bildet intrakraniale Duplikaturen:

- Die Falx cerebri stellt ein sehr wichtiges Verbindungsglied zwischen der anterioren Schädelgrube und dem Gesicht einerseits und der posterioren Schädelgrube und dem intravertebralen Duralsack andererseits dar;
- Das Tentorium cerebelli spielt eine wichtige Rolle für das transversale Gleichgewicht zwischen den Schläfenbeinen; seine Ansätze verbinden diese Schlüsselbereiche.

Die intrakranialen Membranen setzen sich in der Dura des Rückenmarks fort, die zunächst am Foramen magnum fest anhaftet und weitere Befestigungsstellen im Bereich von C2, C3 und auf Höhe von S2 aufweist, wo sie endet.

So sind Becken und Schädel über den Durasack verbunden, wodurch gleichzeitig eine Verbindung zwischen den drei Diaphragmen hergestellt wird:

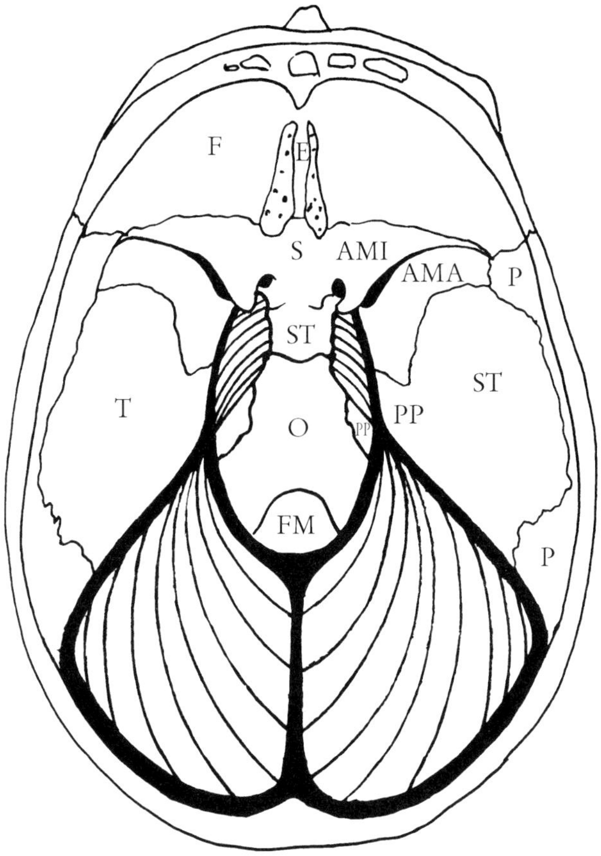

E: Ethmoidale
F: Frontale
FM: Foramen magnum
O: Okziput
P: Parietale
S: Sphenoid
T: Temporale
ST: Squama ossis temporalis
AM: Ala major ossis sphenoidalis
P: Pars petrosa
ST: Sella turcica

Tentorium cerebelli

- die kleine Zirkumferenz ist der vordere, freie Rand; er setzt an den Processus clinoidei anteriores des Sphenoid an.
- die große Zirkumferenz ist der hintere Rand; er setzt am Os occipitale beidseits des Inion, an den Anguli laterales des Os parietale, am Felsenbein und an den Processus clinoidei posteriores des Sphenoid an.

- das Schädeldiaphragma, das aus den intrakranialen Membranen besteht;
- das Zwerchfell
- das Perineum.

Im Zustand perfekten Gleichgewichts verläuft die Bewegung dieser drei Diaphragmen synchron. Der Therapeut hat bei der Behandlung diese Synchronizität zu suchen.

Die Membranen der Dura mater bestehen aus Fasern, deren Ausrichtung von den einwirkenden Spannungen abhängt. Kraniosakrale Traumen bei Kleinkindern bewirken eine Prägung der Fasern durch die einwirkende Kraft. Wir sind der Meinung, daß die *Normalisierung der Spannungen der Duramembranen beim Neugeborenen und beim Kleinkind essentiell ist.* Von ihr hängt die Normalisierung der kraniosakralen Dysfunktionen ab. Sie gewährleistet zudem eine harmonische Entwicklung des gesamten Schädels und verhindert Belastungen des Nervensystems.

V. Bemerkungen

1. Der Schädel besteht aus drei Teilen:

- der Schädeldecke
- der Schädelbasis
- dem Gesichtsschädel

Die Knochen der Schädeldecke sind membranösen Ursprungs, jene der Basis knorpeligen Ursprungs. Der Bereich der Schädeldecke ist daher viel leichter formbar und adaptationsfähig.

Die Knochen der Schädeldecke passen sich daher an jene der Schädelbasis an.

2. Der Gesichtsschädel befestigt sich am Os frontale. Die Gesichtsknochen stehen über das Os hyoideum (Zungenbein) im Gleichgewicht mit dem Sternum und dem Rest des Körpers. Ihre im Verhältnis zum restlichen Schädel beträchtliche Entwicklung unterliegt dem Wachstum der Oberkiefer.

Die Kräfte, die beim Kauen wirksam werden, können die Schädeldynamik beeinflussen; dasselbe gilt für die Sinnesfunktionen: Gehör, Sehen und Geruchssinn können, wenn sie gestört sind, Ungleichgewichte hervorrufen.

3. Diese drei Blöcke – Schädeldecke, Gesichtsschädel, Schädelbasis – stehen zueinander im Gleichgewicht und passen sich dem Rest des Körpers an.

So verdreht sich das Becken beim Gehen abwechselnd nach rechts und nach links; der Schädel paßt sich an, indem er ebenfalls eine Torsion ausführt: der anteriore Teil, der vom Sehen abhängt, bleibt relativ fix, während sich das Os occipitale entsprechend dem Os sacrum bewegt.

4. Der kraniosakrale Mechanismus unterliegt außerdem der Einwirkung der Haltung, die seine Bewegungen einschränken oder bremsen kann. Ein sehr einfacher Test besteht darin, den Schädel eines Patienten in Rückenlage und dann in Seitenlage zu untersuchen. In fast allen Fällen stellen wir einen Unterschied in Qualität und Quantität der Bewegungen fest.

5. Für die Kommunikation sind sprachliche Vereinbarungen unerläßlich. Wir werden daher im weiteren die bereits verwendete Terminologie beibehalten: Flexion-Extension für die unpaaren Strukturen, Außenrotation-Innenrotation für die paarigen Strukturen. Diese Terminologie erscheint uns logisch und ermöglicht den Studenten ein gutes Verständnis des „Mechanismus“. Dennoch werden wir immer im Auge behalten, daß der Knochen, vor allem beim Kleinkind, keine starre Struktur darstellt, sondern ganz im Gegenteil lebendig und formbar ist. Er muß sich in allen Ebenen bewegen können, daher müssen wir ihm so bald wie möglich seine gesamte Flexibilität wiedergeben.

Kapitel 4

Kraniosakrale Dysfunktionen beim Kind

I. Definition der Dysfunktion

„Unter einer Dysfunktion verstehen wir im Körper ein ligamentäres Spannungsungleichgewicht, im Schädel ein Ungleichgewicht der Membranspannungen." (*W. G. Sutherland*)

Die Mikrobewegungen der Primären Atmung setzen eine *gewisse Elastizität der Bindegewebsfasern* voraus, die als Stützgewebe im gesamten Organismus fungieren.

Die *Membranen der Dura mater* bestehen, wie alle Faszien des Körpers, aus einer Bindegewebsstruktur, deren verschiedene Fasern sich je nach den auf sie wirkenden Kräften angeordnet haben.

Der Therapeut muß lernen, sich in diese Gewebe „einzufühlen", um das geringste Spannungsungleichgewicht festzustellen, und zwar mit derselben Leichtigkeit, mit der er durch Palpation die Elastizität der Muskelfasern beurteilen kann.

Die *Knochenstruktur* entwickelt sich ursprünglich auch aus Bindegewebsfasern, die von der interstitiellen Flüssigkeit umgeben sind; im Laufe des Wachstums bilden sich verschiedene Zentren, die den Knochenstrukturen mehr oder weniger Festigkeit verleihen.

Bei der Geburt bestehen die Schädelknochen nur aus einer einzigen Schicht; die Ossifikation ist nicht abgeschlossen. Die *Formbarkeit* der Knochen ist noch sehr groß und normalerweise durch spezifische ultrafeine Palpation (= „Listening") beurteilbar. Im Laufe der altersbedingten Entwicklung vermindert sich diese intraossale Elastizität.

Die *intrakranialen Artikulationen* werden durch ein Suturengewebe gebildet, das ein gewisses Gelenkspiel gestattet und somit eine *„Mikrobewegung" zwischen den verschiedenen Schädelknochen* ermöglicht. Diese „Gelenk-Elastizität" kann durch verschiedene Faktoren beeinträchtigt werden.

Somit beurteilt der Therapeut:

1. Die Elastizität der Fasern, die die Membranen der Dura mater bilden.
2. Die intraossale Flexibilität.
3. Die Mobilität der verschiedenen Strukturen im Verhältnis zueinander.

Jegliche Veränderung eines dieser Faktoren stellt eine kraniosakrale Dysfunktion dar.

„Leben ist Bewegung." (*I. Rolf*)

Die Struktur des Körpers, jede Zelle und jedes Molekül müssen sich frei im Raum bewegen können, der schematisch durch drei Ebenen dargestellt ist, wobei eine Rückkehr in die neutrale Ausgangsposition ebenso leicht möglich sein muß.

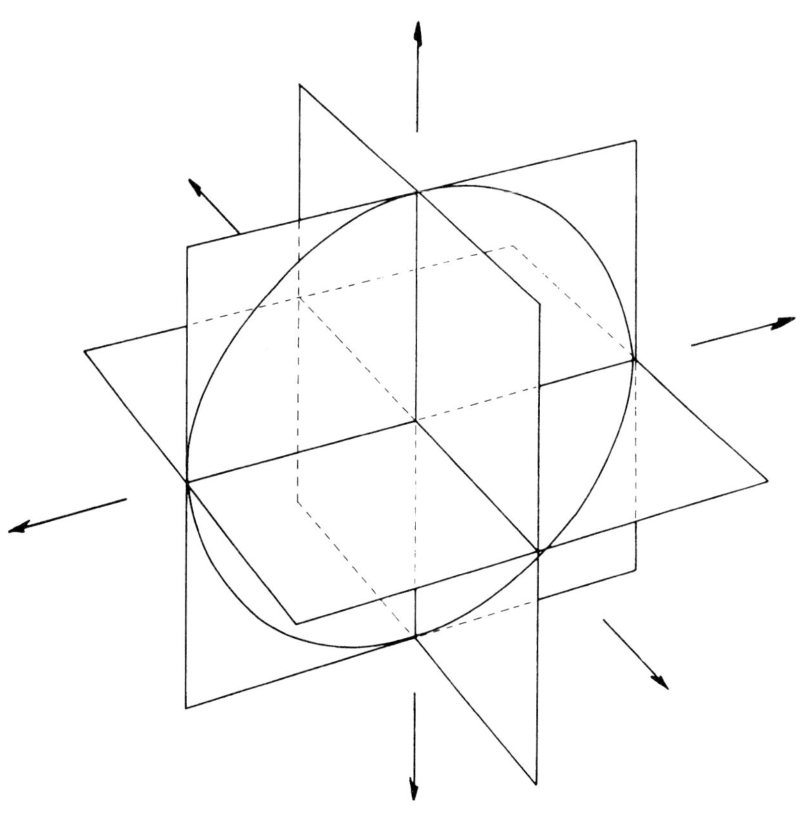

Die drei Ebenen im Raum

Die Leichtigkeit, mit der diese Bewegungen stattfinden, stellen den qualitativen Faktor der Bewegung dar.

Das Ausmaß der Bewegung stellt den quantitativen Faktor dar.

Bei einer kraniosakralen Dysfunktion sind Qualität und Quantität verändert.

Die Veränderung der Quantität allein genügt nicht zur Diagnose einer Dysfunktion. Wir konnen zum Beispiel bei einem Patienten eine Außenrotation des Schläfenbeines feststellen, die rechts quantitativ ausgeprägter ist als links. Wenn die Rückkehr in die Ausgangsposition auf beiden Seiten mit einer zufriedenstellenden „Qualität" möglich ist, dann können wir nicht von einer Dysfunktion des Os temporale sprechen; es handelt sich um eine Kompensation, möglicherweise als Ausdruck eines asymmetrischen Körperschemas, der „Spirale" des Geburtsmechanismus oder eines kürzeren Beins usw.

Da alle Strukturen voneinander abhängen, verursacht z. B. eine Dysfunktion des Os ilium Einschränkungen der Schädelmobilität: der Therapeut kann zwar eine „Schädelatmung" feststellen, die aber durch eine weiter entfernt liegende Struktur gebremst erscheint. Die Bewegungseinschränkung ist speziell an der Seite des Os temporale, die der Seite des Os ilium in Dysfunktion entspricht, zu registrieren. Da allerdings eine „Hin- und Zurückbewegung" vorhanden ist, kann man in diesem Fall nicht von einer Dysfunktion sprechen.

Umgekehrt führt die Dysfunktion eines Schläfenbeins lokal zu einer beträchtlicheren Einschränkung, manchmal zu einem Bewegungsstillstand. In diesem Fall stellt der Therapeut im Bereich des Os ilium eine aus Entfernung qualitativ „gebremste" Bewegung fest.

Die Veränderungen der Bewegung können in einer oder mehreren Raumebenen vorliegen.

Die Veränderungen der Bewegung können durch verschiedene Faktoren hervorgerufen werden, wie z. B. Traumata, Streß sowohl mechanischer als auch psychologischer Art, Stoffwechselstörungen (Bedeutung einer ausgewogenen Ernährung), Hormonstörungen usw. Dies alles sind Mechanismen, die den physiologischen Spannungszustand der verschiedenen Strukturen verändern.

Jedes Gewebe besitzt einen gewissen Grenzwert, jenseits desselben alle einwirkenden Kräfte eine Gewebsveränderung bewirken. Dies trifft insbesondere für das Neugeborene zu, dessen gesamter Körper meist durch den Geburtsvorgang eine „spiralförmige“ Drehung erfährt, die beim Schädel beginnt.

Alle Gewebe, Knochenstrukturen und Dura-Membranen werden durch diese Kraft geprägt; aus diesem Grund nehmen die meisten Säuglinge, wenn man sie auf einen Tisch legt, ganz spontan eine „spiralförmige“ Haltung ein, indem sie den Kopf auf eine Seite drehen und die unteren Gliedmaßen und das Becken auf die andere.

Die Qualität der Bewegung variiert von einem Individuum zu anderen je nach Alter, Morphologie usw. Der Therapeut berücksichtigt diese Faktoren und sucht nach einem *Spannungs-Ungleichgewicht in Bezug auf die Gewebe des untersuchten Patienten.*

Das „Listening“ gestattet die Beurteilung von *Qualität* und *Quantität* der Bewegung. Der Therapeut bestimmt die Struktur in Dysfunktion und die Zone, die behandelt werden soll:

- Schädelbereich;
- Beckenbereich;
- Wirbelsäulenbereich usw.

II. Die verschiedenen Dysfunktionen

Wir möchten hier nur kurz die verschiedenen Dysfunktionsarten zusammenfassen:

1. Physiologische Dysfunktionen

Einschränkung der Mobilität innerhalb der normalen Bewegungsamplituden.

2. Traumatische Dysfunktionen

Totaler Mobilitätsverlust infolge aller Arten von Traumata, die zu einer Dislokation der betreffenden Struktur an einen Punkt führt, der jenseits der physiologischen Amplitude liegt.

3. Intraossale Dysfunktionen

Mobilitätsverlust der Gewebefasern, die die Knochenstruktur bilden; Dysfunktionen zwischen den verschiedenen Teilen eines Knochens vor seiner Ossifikation.

4. „Pseudo-Dysfunktionen"

Spannungsungleichgewicht, das jedoch die Bewegung in allen Ebenen ermöglicht, wobei die „qualitativen" Bewegungseinschränkungen immer durch entfernt liegende Dysfunktionen bedingt sind.

III. Mechanismen der Dysfunktionsentstehung während der Fetalperiode

Verschiedene Ätiologien sind möglich:

1. Pathologischer Uterus

Der Intrauterinraum ist in diesem Fall zu klein und gestattet keine korrekte Entwicklung des Fetus, dessen Füße und Beine eventuell eine pathologische Position einnehmen können.

2. Störungen des mütterlichen Beckens

Die Schädeldecke ruht während der letzten zwei Schwangerschaftsmonate auf dem Beckenrand und wird daher durch jede deutliche Asymmetrie beeinträchtigt.

3. Zwillingsschwangerschaft

Der Schädel eines der Zwillinge kann durch die Füße des anderen komprimiert werden usw.

4. Vorzeitige Wehen

5. Vorzeitiger Eintritt in den Geburtskanal

In diesem Fall wirkt eine andauernde Kompressionskraft auf den in den Geburtskanal eingetretenen Teil des Schädels (zumeist das Schädeldach). Wenn dieses Tiefertreten des Schädels ausgeprägt ist, kann es zu einer Kompression der spheno-basilären Synchondrose kommen.

IV. Mechanismen der Dysfunktionsentstehung während der Geburt

Wir haben drei Phasen beschrieben:

1. Der Eintritt

Der Schädel des Fetus erfährt eine *beträchtliche Verformung*, um sich an den Kanal anzupassen, durch den er sich fortbewegen muß. Die Querdurchmesser verringern sich um 1,5 bis 2 cm. Es treten verschiedene Veränderungen auf.

A. Das (in Bezug auf das Becken der Mutter) weiter ventral liegende Os parietale gelangt als erstes in den Beckeneingang und befindet sich so in einer tieferen Lage. Es wird dadurch relativ vorgewölbt, während das andere Os parietale unter dem Druck des Os sacrum in Relation abgeflacht wird.

Der Knochen, der dem größten Druck ausgesetzt ist, schiebt sich unter den danebenliegenden Knochen, wodurch es zu einer Überlappung kommt.

Bei der häufigsten Geburtslage des Kopfes, nämlich O.I.L.A. (sowie bei O.I.L.P.), überdeckt das rechte Os parietale das linke; es überdeckt auch das Os frontale und das Os occipitale, wobei es auf dem Beckenrand aufliegt.

Bei den beiden Geburtslagen O.I.R.A. und O.I.R.P. wird das rechte Os parietale vom linken überdeckt.

Das höhergelegene Os parietale wird gegen das Os frontale gedrückt. Insgesamt entsteht eine Asymmetrie des Schädels in Form einer Rechts-Konvexität.

B. Das posterior liegende Os frontale, das am Os sacrum liegt, wird durch die danebenliegenden Knochen überdeckt und unter dem Druck des Promontoriums leicht abgeflacht.

C. Der Kopf, der durch die Uteruskontraktionen in den Beckenkanal gedrückt wird, nimmt die Form eines Kegels an, dessen Spitze der am tiefsten liegende Schädelteil ist und dessen Basis die Ebene des Beckeneingangs ist.

In der Position O.I.L.A. ist die Spitze des Kegels daher der rechte Scheitelbeinhöcker, und die Basis ist die Ebene, die durch den sub-okzipito-bregmatischen Durchmesser verläuft. Die Schädelregion, die dem höchsten Punkt des Schädels entspricht, unterliegt nun nicht mehr dem Druck der Beckenknochen. Dieser Druckunterschied erklärt die Häufigkeit der subkutanen Infiltrationen (Caput succedaneum), die zumeist am rechten Os parietale auftreten. Umgekehrt verursacht ein übermäßiger Druck subperiostale Hämatome.

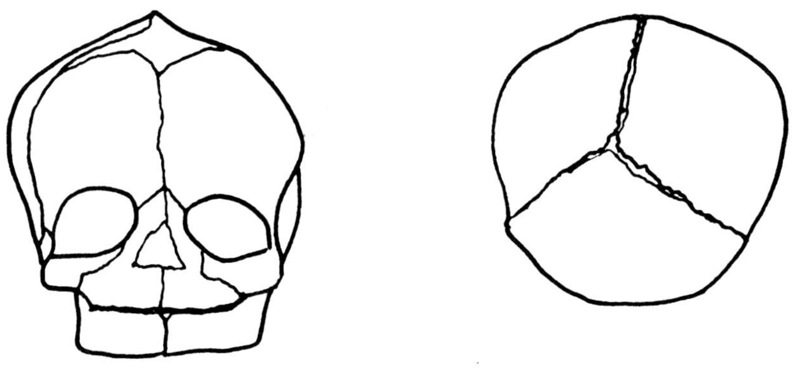

von anterior von posterior

Präsentation O.I.L.A.

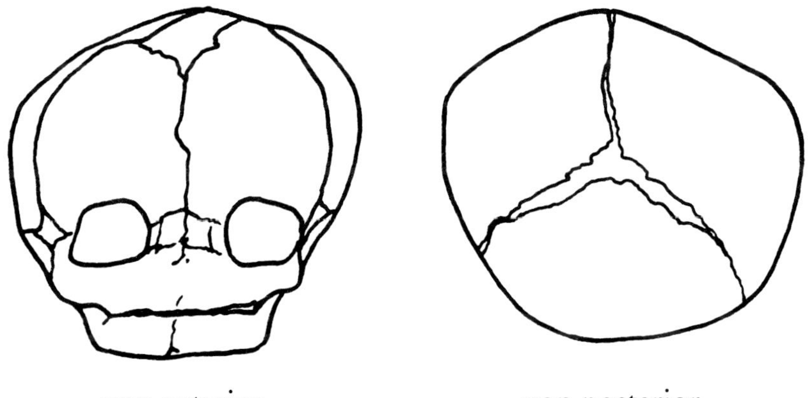

von anterior von posterior

Präsentation O.I.R.P.

Die Verformung des Schädels in Beziehung zu den verschiedenen Präsentationen

Die Schädelform und das Übereinanderschieben der Knochen des Schädeldaches können in Abhängigkeit von den einwirkenden Druckverhältnissen variieren.

D. Der Fetus unterliegt einem Druck nach kaudal, der Schädel einer „Verzahnung" der Knochen der Schädelbasis bei gleichzeitigem Verschluß ihrer Öffnungen. Die verschiedenen vaskulären und nervalen Elemente dieses Bereichs können somit beeinträchtigt werden.

E. Bei protrahierten Geburten führt diese Eintrittsphase in den Geburtskanal zu einer Vertikalisierung der Squama occipitalis.

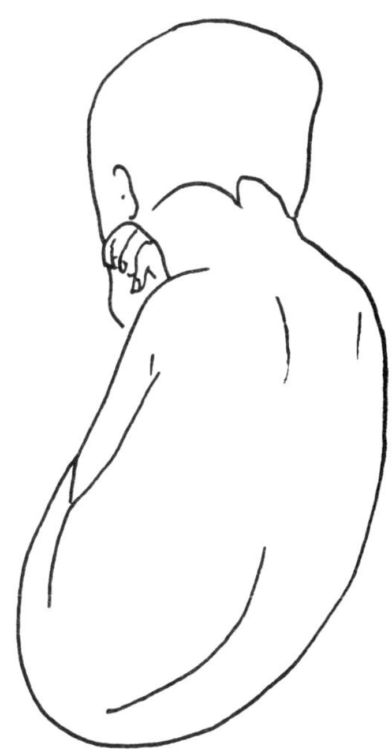

Subkutane seröse Infiltration im Bereich des rechten Os parietale

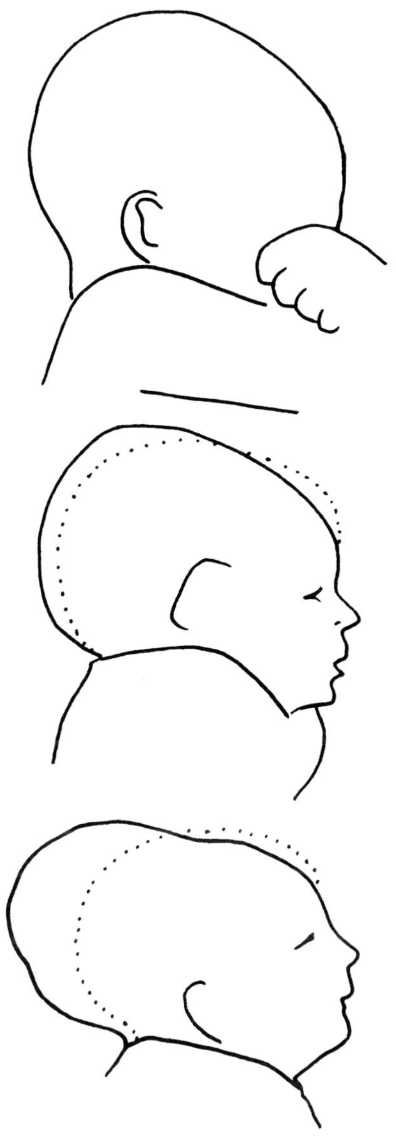

A

B

Die Verformung des Schädels in Beziehung zu den verschiedenen Präsentationen
(O.I.L.A. – O.I.R.A.)
A: leicht
B: schwer

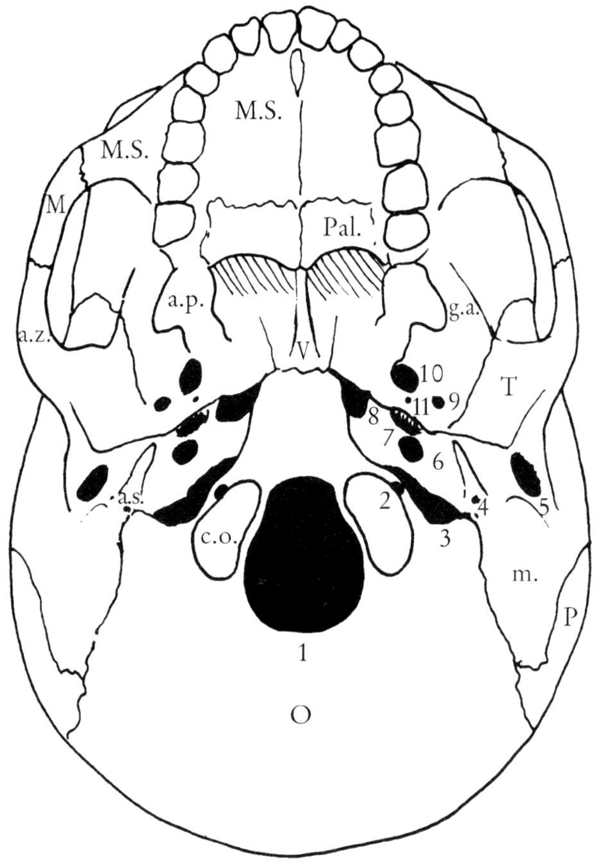

Die Öffnungen der Schädelbasis

PP: Processus pterygoideus
PS: Processus styloideus
PZ: Processus zygomaticus
PC: Pars condylaris
AMA: Ala major
M: Mastoid
Z: Zygoma
Max: Maxilla
O: Okziput
P: Parietale
Pal.: Palatinum
T: Temporale
V: Vomer

1: Foramen magnum
2: Canalis hypoglossi
3: Foramen jugulare
4: Foramen stylomastoideum
5: Porus acusticus externus
6: Canalis caroticus
7: Sulcus tubae auditivae
8: Canalis caroticus
9: Foramen rotundum
10: Foramen ovale
11: Foramen spinosum

2. Das Tiefertreten

Das Tiefertreten in die Beckenhöhle muß bei gleichzeitiger *Drehung des Fetus* erfolgen, *der sich jeweils in die Lage des geringsten Widerstandes begibt* (s. Kapitel 1: Die Geburt).

Nach dem Eintritt in den Beckeneingang kommt der anteriore Angulus des rechten Os parietale mit der Facies posterior ossis pubis in Kontakt, was es dem Rest des Schädels ermöglicht, weiter ins Becken vorzudringen und dabei die erforderliche Drehung zu vollziehen. Bei einer Geburtslage in O.I.L.A. erfolgt eine Rechtsdrehung, während die linke Seite und das Os occipitale tiefertreten.

Wir haben hier somit die beiden Faktoren, die eine Dysfunktion in *Sidebending-Rotation* (Lateralflexion-Rotation) hervorrufen können. Alle Gewebe des Schädels, insbesondere die Dura-Membranen und die intraossalen Fasern, werden in diese Richtung „gedehnt", werden von diesen Kräften „geprägt".

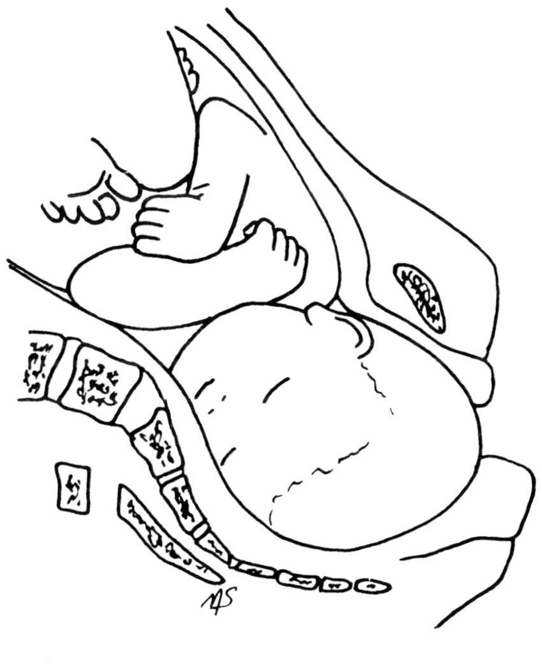

Das Tiefertreten
Vor der Rotation des Kopfes

Die auf die Dura-Membranen und auf die Faszien einwirkenden Spannungen wirken sich je nach ihrer Stärke mehr oder weniger *auf den ganzen Körper* aus, was zu Störungen im Bereich der Wirbelsäule, des Beckens sowie der oberen und der unteren Extremität führen kann.

Die Zug- und Druckkräfte, die auf den Schädel einwirken, sind nicht gleichmäßig verteilt. Daraus ergeben sich *Spannungsungleichgewichte* in einigen Bereichen der Dura mater.

Die *Squama occipitalis* unterliegt zwei Kräften:

a) Dem Widerstand des Os pubis gegen die Rotationsbewegung des gesamten Schädels nach rechts.

b) Den Gebärmutterkontraktionen, die den Kopf nach unten drücken.

Da im allgemeinen in dieser Phase die rechte Seite schon tiefer liegt, muß die linke Seite eine größere Bewegung vollziehen, was eine Drehung der Squama um eine antero-posteriore Achse bedeutet. Wenn diese Bewegung großen Ausmaßes ist, kann es zu einer *Torsionsdysfunktion* kommen.

Die Drehung der Squama kann auch *intraossale Dysfunktionen* verursachen: Verschiebung der Squama gegenüber den Partes laterales und dem Corpus occipitalis, die bei der Geburt noch nicht fest verbunden sind.

Wenn die Drehung des Kopfes unzureichend ist, bleibt das Os occipitale links, also eine Geburtslage in O.I.L.A., und stützt sich dabei auf das linke Os parietale. In diesem Fall unterliegt das rechte Os parietale in der Austreibungsphase einem größeren Druck und wird dadurch abgeflacht.

Bemerkungen:

- Diese Varianten der Rotation und der Lateralflexion des Kopfes sind auch Parameter, die die „Mikrobewegungen", die beim „Listening" registriert werden, beeinflussen können.

- In den meisten Fällen verschwinden die sichtbaren Verformungen des Schädels schnell. Ein geübter Therapeut kann jedoch durch das Listening auch später immer noch Ungleichgewichte der Membranspannungen erkennen. (*V. Frymann* hat diese Ungleichgewichte in fast 90 % der Fälle festgestellt; Studie an 1250 Kindern)

- Die Ossa temporalia unterliegen starken Druck- und Dehnungskräften, die intraossale Veränderung bewirken können, was beim Kind die Entstehung von Gehörproblemen, Otitis usw. begünstigt.
- Der posteriore und der anteriore Teil des Schädels unterliegen entgegengesetzten Transversalkräften, die einen *Lateralstrain* hervorrufen können.

3. Die Austreibungsphase

A. Die Geburt des Kopfes

Das Hinterhaupt des Kindes liegt zu diesem Zeitpunkt unter dem Os pubis. Die Abstützung in diesem Bereich fördert die *Deflexion des Kopfes* und daher die Austreibung.

Das Verständnis dieser Phase ermöglicht es, zahlreiche Störungen, die beim Kleinkind auftreten, besser zu verstehen.

Durch den Druck auf das Os occipitale nähert sich die Squama den Partes laterales. Dieser Druck kann stark sein und intraossale Dysfunktionen hervorrufen, durch die der Durchmesser des Foramen magnum verkleinert wird, was zu Störungen des Medulla oblongata, der Pyramidenbahn usw. führen kann. Der Druck kann asymmetrisch sein und die Form des Foramen magnum sowie in der Folge die Insertionsbereiche aller subokzipitalen Faszien und Muskeln beeinflussen. Diese Ätiologie liegt allen Fällen von Säuglingsskoliose und angeborenem Tortikollis zugrunde. Beachten wir zudem, daß die Okzipitalkondylen aus zwei Teilen bestehen; der anteriore Teil gehört zu den Partes laterales, der posteriore Teil zur Squama. Der asymmetrische Druck bei der Austreibung verändert ihre Form, ihre Konvexitäten, und macht eine Symmetrie der Bewegung im okzipito-atlantoidalen Gelenk unmöglich.

Die Öffnungen der Schädelbasis sind ebenfalls betroffen. Dadurch lassen sich verschiedene Pathologien des Neugeborenen erklären (siehe Kapitel 7).

B. Die Geburt des Rumpfes

Sobald der Kopf ausgetreten ist, muß sich auch der Rumpf in den antero-posterioren Durchmesser des Beckenausgangs bewegen. Die Drehung des Rumpfes bringt eine Rechtsdrehung des Kopfes mit sich: das Kind schaut in Richtung des rechten Schenkels der Mutter.

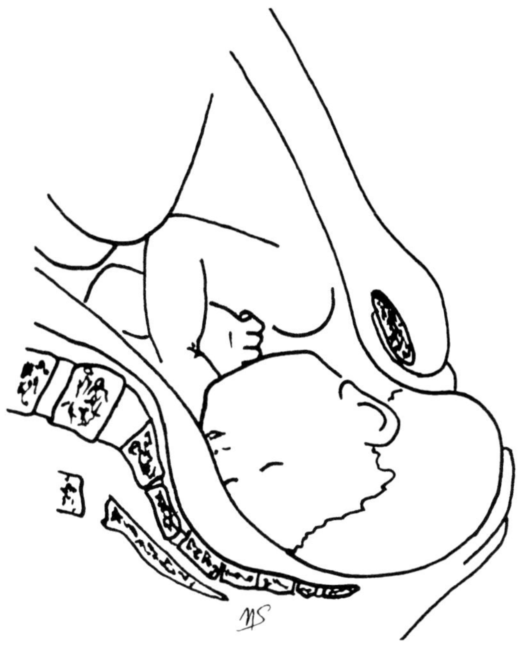

Die Austreibungsphase:
Das Os occipitale gleitet unter der Symphysis pubis durch.

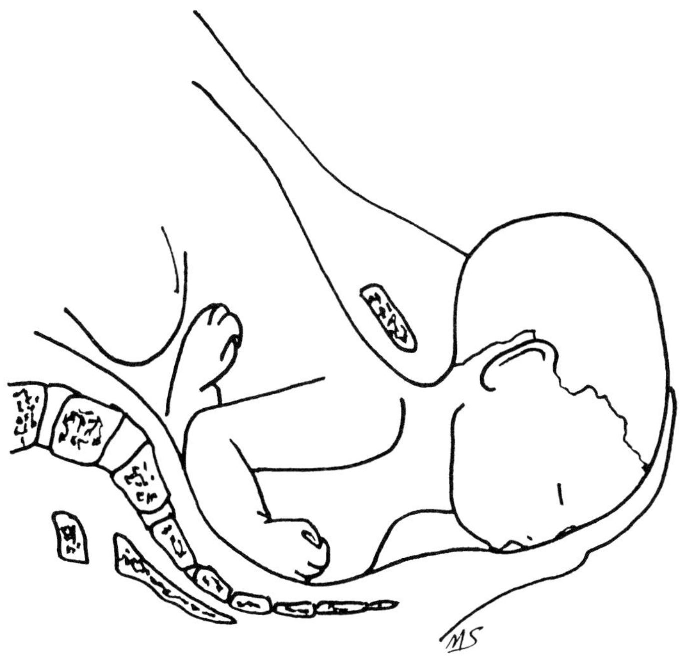

Die Austreibungsphase:
Deflexionshaltung des Kopfes

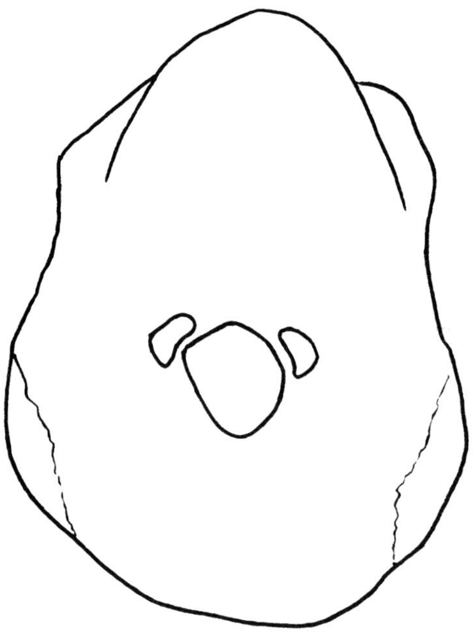

Intraossale Dysfunktion des Os occipitale
Die Begrenzung des Foramen magnum und die Form der Kondylen ist verändert (Ansicht von kaudal).

Wenn der Kopf zu diesem Zeitpunkt leicht abgestützt wird, wird die rechte Schulter durch die Symphyse in ihrem Fortschreiten gebremst, und die linke Schulter (die auf dem Steißbein aufliegt) tritt als erste aus.

Wenn der Kopf keine ausreichende Drehung vollzogen hat oder wenn er nicht abgestützt wird, kann die rechte Schulter, also jene, die an der Symphyse liegt, als erste austreten.

Diese Phase darf in der Ätiologie der Geburts-Dysfunktionen nicht vernachlässigt werden. Der Austritt der Schultern kann eine beträchtliche Rotation und Seitneigung des Halses erfordern. *Sehr oft liegen bei Säuglingen Spannungen oder Dysfunktionen der Halswirbelsäule, des zervico-thorakalen Überganges oder der oberen Brustwirbelsäule (Th1-Th3) vor,* die sich so erklären lassen.

In den schwerwiegendsten Fällen kann die Hyperrotation des Kopfes zu Tortikollis oder Hämatomen des M. sternocleidomastoideus führen; Schlüsselbeinfrakturen und Schädigungen des Plexus brachialis können ebenfalls aus der Austreibungsphase stammen.

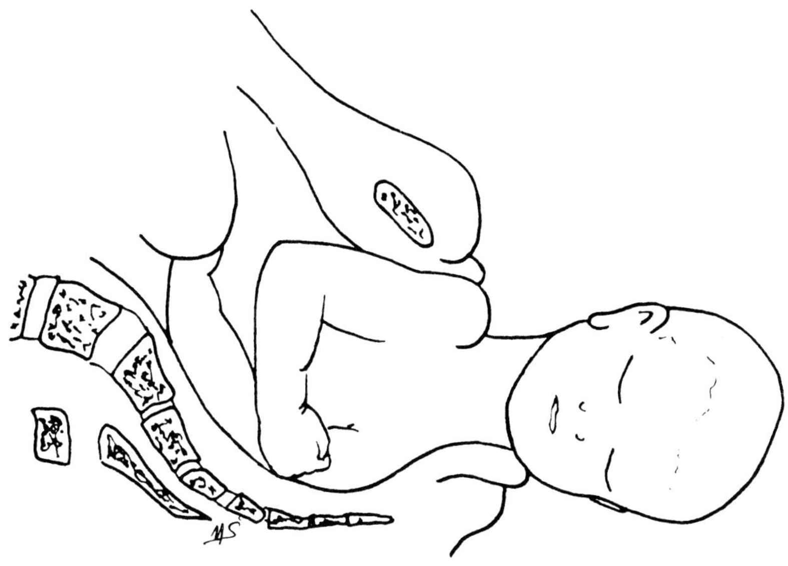

Austreibungsphase:
Der Rumpf stellt sich in die pubo-sakrale Achse ein.

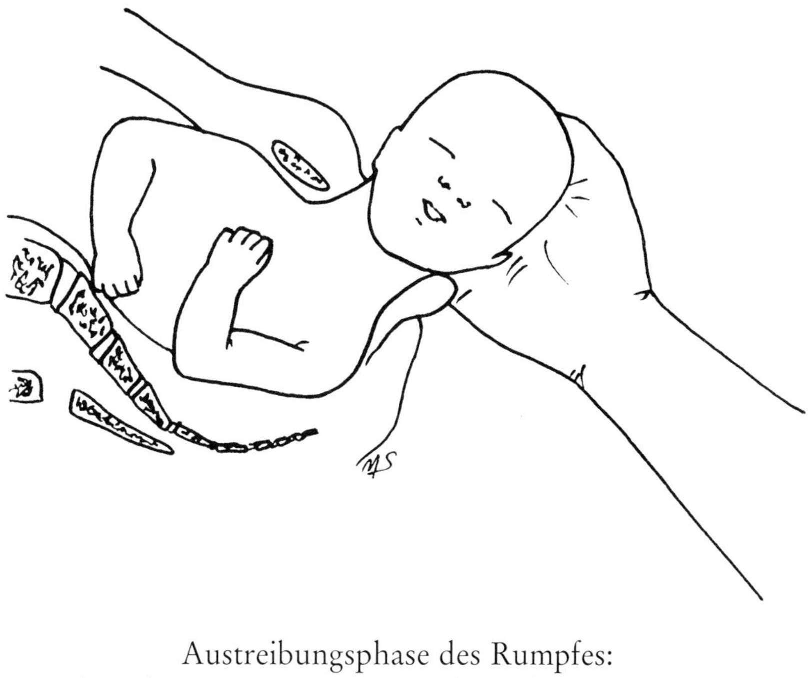

Austreibungsphase des Rumpfes:
Der Kopf wird unterstützt; zuerst Geburt der posterioren Schulter.

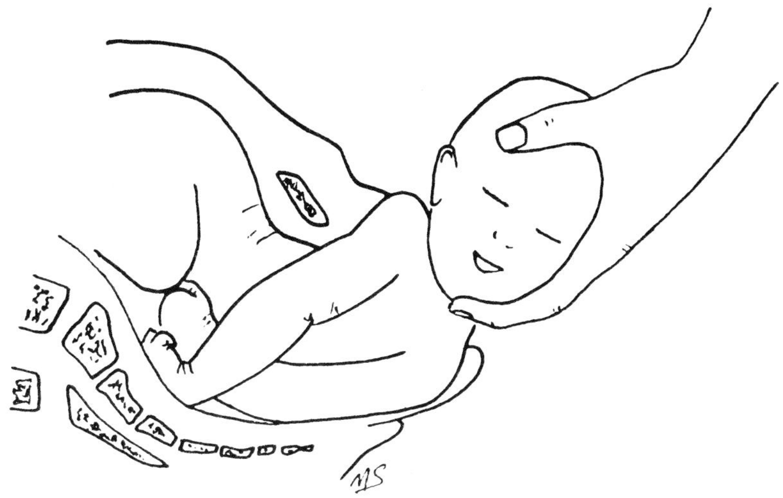

Austreibungsphase des Rumpfes:
Die anteriore Schulter wird zuerst geboren, dann wird der Kopf unterstützt, um den Austritt der posterioren Schulter zu erleichtern.

4. Bemerkungen

A. Wir haben die einwirkenden Kräfte bei einer normalen Entbindung mit der üblichsten Geburtslage dargestellt, doch ist es offensichtlich, daß jede andere Geburtslage andere Probleme mit sich bringen kann.

B. Bei inkompletter Rotation des Kopfes ist oft die Anwendung eines Forzeps (Geburtszange) notwendig, wodurch es durch den Druck zu Dysfunktionen kommen kann. Auch der Einsatz eines Vakuums bei Wehenschwäche kann zu Membrandehnungen und zu intraossalen Dysfunktionen führen.

Selbst Kaiserschnittgeburten sind nicht risikofrei. Neben der Tatsache, daß ihre Indikation vielleicht aus einem zu engen Becken der Mutter mit den sich daraus ergebenden Belastungen für den Fetus besteht, bewirkt die Traktion des Schädels mit einem Finger im Mund des Kindes manchmal Störungen im Bereich des Gesichtsschädels und evtl. der Sychondrosis sphenobasilaris (SSB).

C. Der bei der Geburt auf den Schädel ausgeübte Druck kann die Ossifikation der Fontanellen beeinflussen.

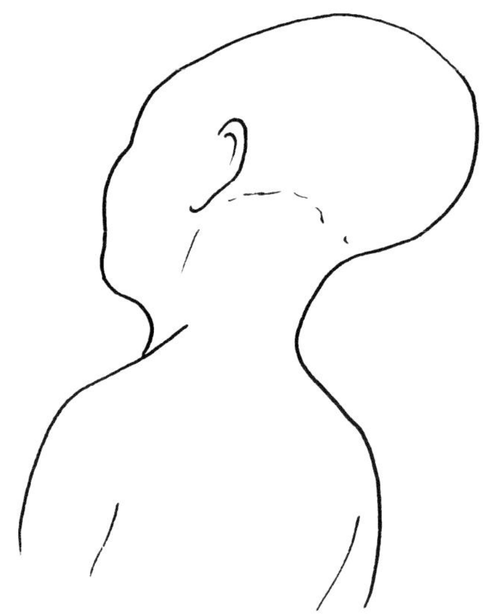

Vakuumextraktionen können zu Dehnungen der Dura mater und der Faszien führen und dadurch vertebrale Dysfunktionen hervorrufen.

D. Der „Geburtsstreß" ist in bestimmten Fällen notwendig, denn er begünstigt die Bildung von Katecholaminen, die die Überlebens- und Anpassungschancen erhöhen.

Gesundheit ist die Fähigkeit, sich an Streß zu adaptieren.

E. Der Schädel des Neugeborenen kann die Belastungen der Geburt dank seiner Formbarkeit ertragen. Dennoch bleiben in den Geweben oft die Asymmetrien der durchgemachten Dehnungen und des Drucks zurück.

Alle Körperregionen können betroffen sein. Da eine wechselseitige Abhängigkeit besteht, wirkt sich jegliches Ungleichgewicht auch auf Distanz aus.

F. Der Therapeut muß *sich an das Neugeborene anpassen* können. *Dieses begibt sich spontan in die Position(en) seiner Dysfunktion.*

So begeben sich die Kinder sehr oft in eine zervikale Extension und Sidebending-Rotation.

G. Es können mehrere Dysfunktionen zugleich vorliegen, die sich erst eine nach der anderen zeigen; der Therapeut muß daher *die Geduld aufbringen, die Korrekturbewegungen im ihnen eigenen Rhythmus geschehen zu lassen.*

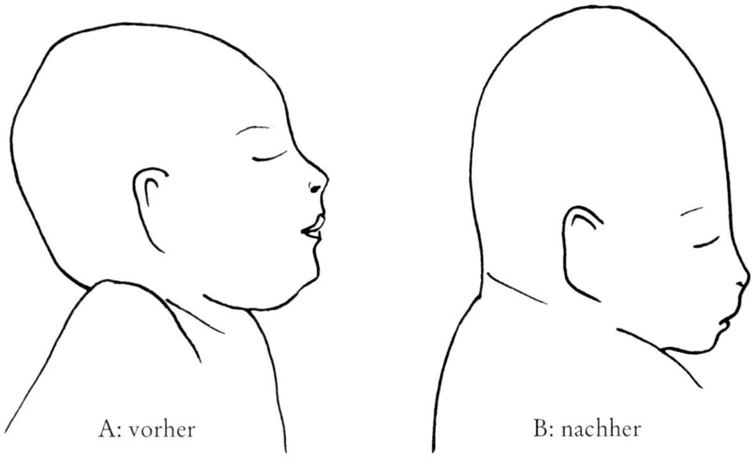

Stirnlage: Verformung des Schädels

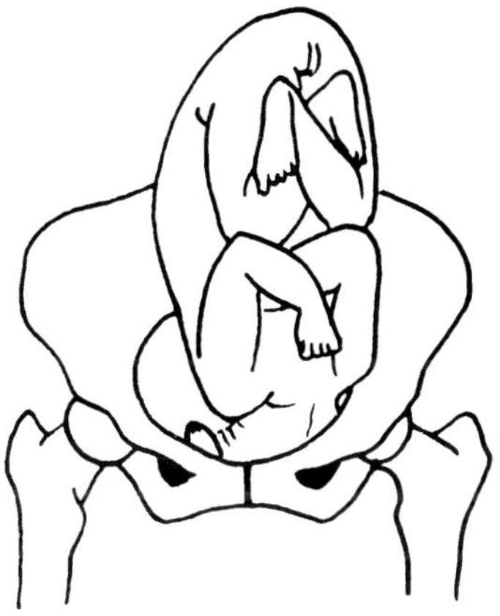

Gesichtslage

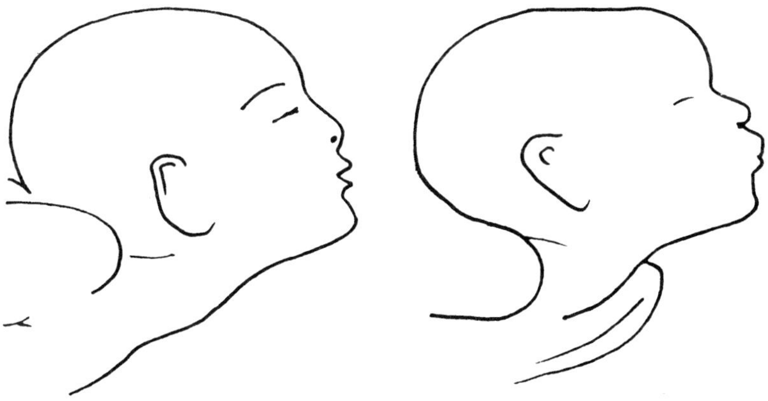

Gesichtslage: Verformung des Schädels

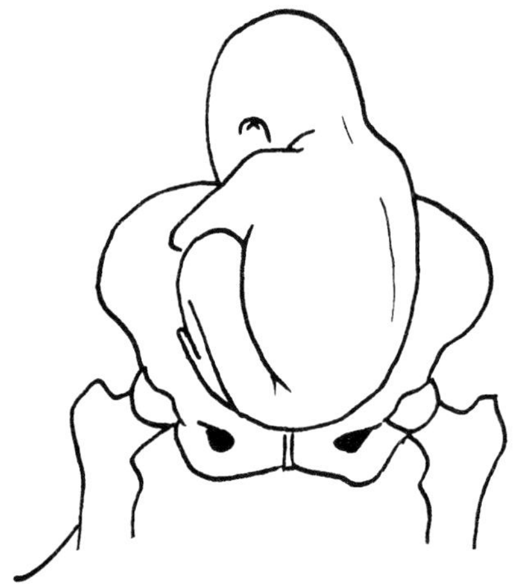

Beckenendlage

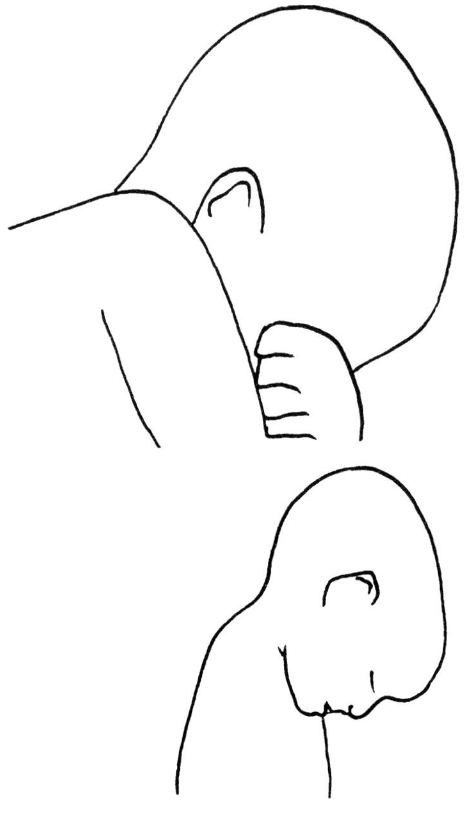

Beckenendlage: Verformung des Schädels

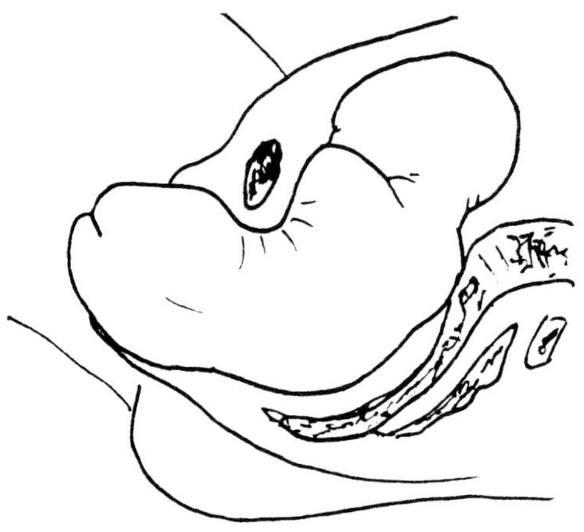

Beckenendlage:
Es können intraossale Läsionen des Beckens und der Lendenwirbel entstehen.

5. Die häufigsten Dysfunktionen

Beachten wir, daß die Buchstaben T (tief) oder H (hoch), AR (Außenrotation) oder IR (Innenrotation) den Positionen des Os sphenoidale, des Os occipitale, des Os zygomaticum oder der Ossa temporalia des Patienten entsprechen. Dies ist nicht mit dem Tief- oder Hochstehen zu verwechseln, das die relative Position zum mütterlichen Becken während der Geburt beschreibt (in diesem Fall liegt der kindliche Schädel unten).

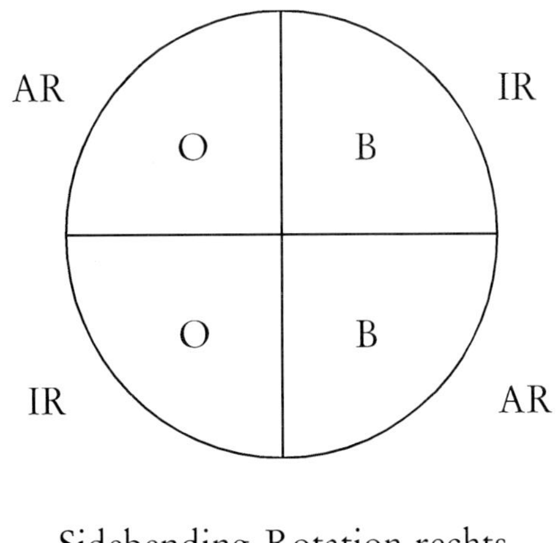

Sidebending-Rotation rechts

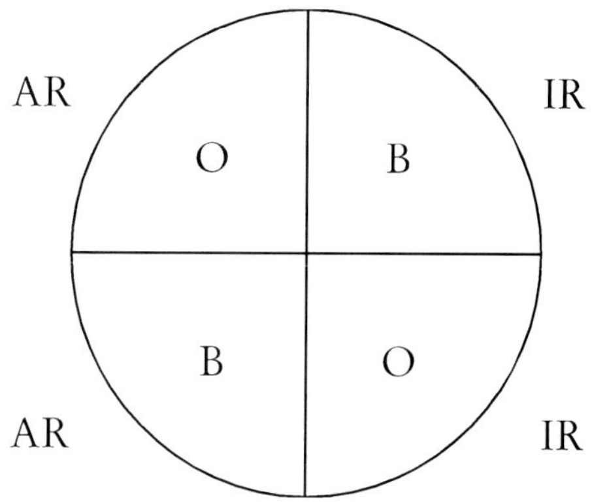

B. Torsion links

Erinnern wir uns daran, daß die Schädelgewebe vom physiologischen Standpunkt aus *flexibel genug sein müssen, um diese Bewegungen zu gestatten*, und zwar mit einer Rückkehr in die Ausgangsposition. Durch die Geburt können diese Gewebe zu sehr in eine Richtung gedehnt worden sein, was die Bewegung in die Gegenrichtung erschweren kann.

C. Lateralstrain

Diese Dysfunktion ist nicht physiologisch.

Wir können in diesem Fall den Schädel schematisch mit einem an seinen vier Ecken gelenkigen Rechteck vergleichen. Wenn zwei entgegengesetzte Kräfte so angewandt werden, wie dies aus der Abbildung ersichtlich ist, dann wird das Modell zum Parallelogramm. Diese Schädelform wird manchmal auch als „Parallelogrammschädel" bezeichnet.

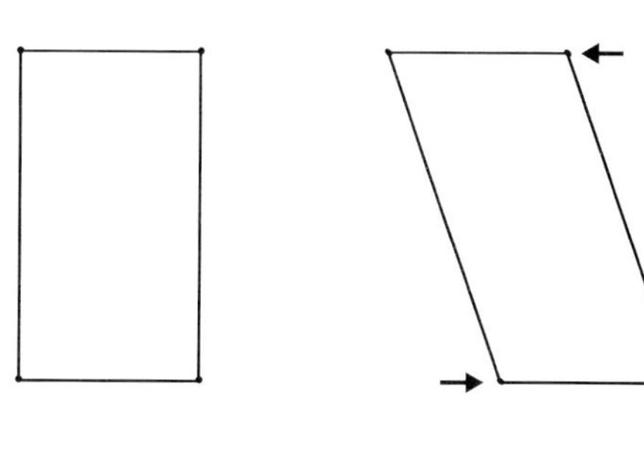

Das kraniale „Parallelogramm"

Ein Lateralstrain links zeigt am Schädel ein Hervortreten des linken anterioren und des rechten posterioren Quadranten.

D. Vertikalstrain

Diese Dysfunktion ist ebenfalls traumatischer und nicht physiologischer Art. In diesem Fall sind die im Bereich der Schädeldecke in kaudaler Richtung einwirkenden Kräfte ungleichmäßig zwischen anterior und posterior verteilt und führen somit zu einem Tieferstehen entweder des Os sphenoidale oder des Os occipitale.

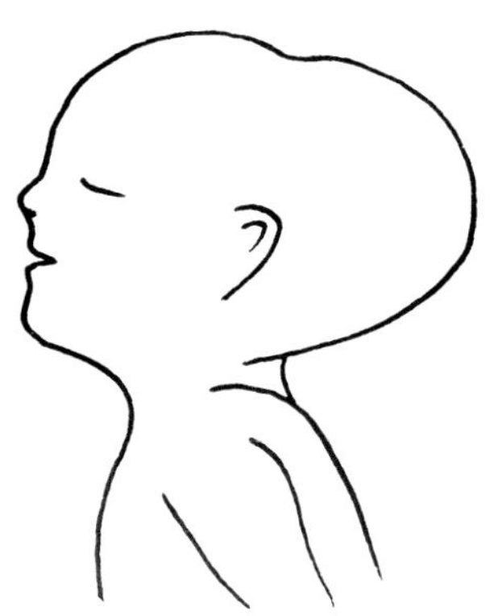

Vertikalstrain

E. Kompressions-Dysfunktionen der Synchondrosis sphenobasilaris

Entstehen oft bei protrahierten Geburten.

F. Intraossale Dysfunktionen

Dysfunktionen zwischen den einzelnen Komponenten eines Knochens, am häufigsten vorkommend am Os occipitale. Jedoch kann grundsätzlich jeder Knochen betroffen sein.

Beachten wir, daß die intraossale Dysfunktion der Mandibula nicht vernachlässigt werden darf, da deren Wachstum zur Erhaltung der Proportionen sehr wichtig ist.

G. Membran-Dysfunktionen

In praktisch allen Fällen liegen Ungleichgewichte in der Spannung der Membranen vor.

V. Mechanismen der Dysfunktionsentstehung in der frühen Kindheit

Nach den ersten Belastungen der Fetalperiode und der Geburt, können dem Kleinkind verschiedene Traumata widerfahren, die zu Dysfunktionen führen.

Die häufigste Ätiologie stellen Stürze dar. Solange die Ossifikation nicht abgeschlossen ist, können sie intraossale Dysfunktionen verursachen.

Das Wachstum des Schädels hängt im ersten Jahr großteils vom Wachstum des Gehirns ab. Neurologische Störungen können die Schädelbewegungen bremsen. Kraniale Dysfunktionen können wiederum Auswirkungen auf das Nervensystem haben.

Ebenso können sie die Entwicklung der Seh- und Gehörfunktion beeinträchtigen. Umgekehrt kann jede Pathologie des Auges und des Ohrs eine eingeschränkte Mobilität der Knochen der Orbita, des Os temporale usw. bedingen.

Gewisse Gewohnheiten oder Verhaltensweisen sind manchmal Faktoren einer Dysfunktionsentstehung; so hatten wir zum Beispiel den Fall eines Mädchens, das schielte, weil ihm die Locken immer in die Augen fielen, einen Vertikalstrain aufgrund eines um den Kopf gebundenen Bandes, einen chronischen Tortikollis wegen einer Haarsträhne, die eine Seite der Stirn und die Hälfte der Orbita bedeckte, usw.

Bemerkungen:

In einer Studie an 1 250 Kindern, die 1966 veröffentlicht wurde, stellte *V. Frymann fest:*

Kraniales Schema	%
Flexion	10,04
Extension	4,13
Torsion	28,50
Sidebending-Rotation	12,15
Strain	4,86
Kompression	17,49
frei	22,83

Kapitel 5

Die Behandlung des Säuglings und des Kleinkindes

Die Behandlung des Säuglings und des Kleinkindes kann in drei Teile gegliedert werden:

- Anamnese
- Beobachtung und Palpation
- „Listening“ und Therapie

In unserer Praxis sind die Anamnese und die Beobachtung nie formeller Art, sondern geschehen parallel zu allen anderen Schritten der Annäherung an das Kind (z. B. Spiele), damit das Kind Vertrauen zum Therapeuten gewinnt.

I. Die Anamnese

Der Therapeut muß die wichtigen Lebensetappen des Kindes rekonstruieren und dabei nach den für das Verständnis der Störung wesentlichen Details suchen.

1. Familienanamnese

Der Gesundheitszustand der Eltern, eventuell frühere Schwangerschaften und Entbindungen sowie auffällige Probleme der Geschwister sollten erfragt werden.

Wichtig ist die Körperstatik der Mutter. Die Lumballordose ist physiologisch und für eine gute Lage des Fetus erforderlich, der sich der anterioren Konvexität anpaßt. Eine Psoitis kann, zusammen mit damit in Verbindung stehenden Problemen, Veränderungen der Fetallage verursachen.

Chronische Wirbelsäulenbeschwerden, oft als „Steifheitsgefühl“ erwähnt, können zu Becken- und Gebärmutterspannungen führen, die sich auf den Fetus auswirken; das ortho-sympathische System der

Organe des kleinen Beckens steht in direkter Verbindung mit dem lumbosakralen Übergang.

Im übrigen leidet wahrscheinlich jede Frau, die über Probleme im unteren Rückenbereich klagt, an einer Störung im Lumbal- bzw. Beckenbereich. Das Os sacrum muß bei der Entbindung völlig frei in seinen Bewegungen sein, was eine harmonische Verbindung zur Lendenwirbelsäule und zum Os ilium voraussetzt; im gegenteiligen Fall können die Phase des Eintretens in den Beckenraum und die Austreibungsphase problematisch sein.

Der Neigungswinkel des Os sacrum nach anterior ist oft gegen Ende der Schwangerschaft übermäßig ausgeprägt (in Kombination mit der Lendenlordose). Das Becken muß sich über die Hüftgelenke und die Beckenmuskulatur anpassen, was gewisse Schmerzen insbesondere des M. piriformis erklärt, über die häufig gegen Ende der Schwangerschaft geklagt wird.

Die bei jedem Menschen vorhandene Tendenz zum Ungleichgewicht wird bei Schwangeren durch die asymmetrische Lage des Fetus verstärkt.

Alle Unfälle und Stürze, vor allem auf das Steißbein, können sich auf den Verlauf der Entbindung auswirken.

2. Der Verlauf der Schwangerschaft

- Ist die Schwangerschaft gut verlaufen?
- Hat es vorzeitige Wehen gegeben?
- War eine Cerclage erforderlich?
- Hat die Mutter die Bewegungen des Kindes im Bauch gespürt (normalerweise ab dem dritten oder vierten Monat)?
- War der Eintritt in das Becken verfrüht?
- Hat die Mutter Unfälle, physische oder psychische Traumata erlitten?

3. Die Entbindung

War es eine normale (Eutokie) oder eine problematische (Distokie) Entbindung? Ist das Kind am Termin, verfrüht (Auswirkungen auf die Ossifikation), mit Vakuum, mit Geburtszange, durch Kaiserschnitt zur Welt gekommen?

Alle in Kapitel 1 über die Geburt erwähnten Details können besprochen werden: Geburtslage, Beckendurchmesser, Dauer der Entbindung usw. Der Therapeut muß nicht nur die Möglichkeit der Schädelkompression im Auge behalten, sondern auch die Auswirkungen auf entfernte Körperteile. So kann eine Gesichtslage intraossale Dysfunktionen im Bereich der Ossa frontalia, der Oberkiefer, des Os ethmoidale usw., möglicherweise eine Kompression der Synchondrosis sphenobasilaris, aber auch eine subokzipitale, zervikale oder zerviko-thorakale Dysfunktion bedeuten (aufgrund der extremen Extension des Kopfes). Dabei dürfen eventuelle Beckenprobleme durch Veränderungen der Membranspannung nicht vergessen werden.

Folgende Informationen sind über Zustand des Kindes nach der Geburt einzuholen:

- Lag eine Zyanose vor?
- Hatte der Schädel die Form eines „Zuckerhuts", evtl. mit Asymmetrie?
- Hatten sich die Knochen der Schädeldecke besonders stark übereinandergeschoben?
- Lagen Ödeme oder Ekchymosen (= Haut-/Schleimhautblutungen) vor?

Die Antworten geben uns Auskunft über Spannungseinwirkungen und daher über die Kräfte, die eventuelle intraossale Dysfunktionen hervorgerufen haben.

4. Die Entwicklung des Kindes

Die normale Entwicklung wurde bereits in Kapitel 2 beschrieben. Wir sind an jenen Details interessiert, die in einem besonderen Bezug zu den kraniosakralen Dysfunktionen und daher auch zu möglichen Korrekturen stehen.

- Hat das Kind die durch die Geburt verursachte Asymmetrie des Schädels lange beibehalten?
- Bestand ein Strabismus?
  Wenn ja, war er permanent da oder nur bei Müdigkeit?
- Hat das Kind eine bevorzugte Lage, die auf seine kraniosakrale Störung hinweist?

  Sehr oft wollen Säuglinge in diesem Fall nur in einer Lage schlafen und lehnen alle anderen ab. Unserer Ansicht nach gibt es keine

„ideale" Lage. Die größere Sicherheit der Bauchlage nach dem Essen leuchtet ein, aber es ist wünschenswert, daß das Kind alle Stellungen einnehmen kann.

- Schläft das Kind regelmäßig?

  Ein Säugling oder ein Kind, das viel weint, oder Einschlafschwierigkeiten hat, kann damit auf eine Störung, eine Irritation des Nervensystems hinweisen.
- Zittert das Kind manchmal, gibt es Phasen verstärkter Spastizität bei gleichzeitiger Hyperextension des Körpers?
- Saugt und schluckt es normal?

  Gibt es Probleme der *Regurgitation* („Spuckkinder")?
- Hat das Kind besondere Angewohnheiten („Tics")?

  Gewisse Säuglinge reiben sich manchmal sehr stark einen Bereich des Gesichts. Von anderen erzählen ihre Mütter, daß sie sich an einem Ohr ziehen und weder Hauben noch Berührung des Schädels ertragen. Andere wieder stoßen mit dem Kopf in eine Ecke der Wiege.

Alle diese Details weisen auf ein Spannungsungleichgewicht hin, auf ein Unbehagen, das das Kind zu lindern versucht.

- Haben sich die Fontanellen zum üblichen Termin geschlossen?
- Hat der Schädeldurchmesser regelmäßig zugenommen?
- Hat das Kind das Bedürfnis, an seinem Daumen zu lutschen?

  Wenn ja, auf welche Art: drückt es mehr anterior am Gaumen, um eine Flexion zu erzeugen, oder eher posterior, um eine Extension zu bewirken?
- Bekommt es seine Zähne regulär?
- Ist das Verhältnis zwischen Ober- und Unterkiefer harmonisch?
- Lagen in der psychomotorischen Entwicklung Verzögerungen oder Schwierigkeiten vor?
- Hat es beide Arme, beide Beine auf dieselbe Art benutzt?

  Die Zeit des „Krabbelns" nicht außer Acht lassen. Jedes Kind, das ein Beckenproblem hat, verweigert diese Phase; in diesem Fall sind Störungen der Wirbelsäule und der Statik wahrscheinlich.
- Wie verlief das Gehenlernen?

  Dieser Prozeß muß im Rhythmus des Kindes ablaufen und nicht zur Befriedigung von elterlichen Ambitionen. Manche Mütter berichten von Schwierigkeiten des Kindes, weil die Füße einander überkreuzen, ein Fuß nachgezogen wird, das Kind stolpert, viel hinfällt usw.

Wenn das Kind schon etwas größer ist, achten wir auf die Sprache, auf die Entwicklung des Hörens und des Sehens, auf das Lernen in der Schule.

- Sind die Abwehrkräfte zufriedenstellend? Gibt es Probleme wie Otitis, Beschwerden im HNO-Bereich, Allergien, Asthma, Ekzeme?
- Ist das Kind Bettnässer? Klagt es über Bauchschmerzen?
- Verläuft das Wachstum normal?

II. Beobachtung und Palpation

Wie bereits erwähnt, läuft dieser Teil der Untersuchung ab, während man der Mutter bei der Darstellung der verschiedenen Anamnesefakten zuhört.

Die ersten Kontakte mit einem Säugling und einem Kleinkind sind von größter Bedeutung. Gleich zu Beginn geben wir ihm einen Korb mit Spielsachen, damit es rasch Vertrauen gewinnt. Oft hatten Kleinkinder bereits Kontakt mit Ärzten oder Krankenschwestern (Impfungen usw.), aufgrund derer sie von vorneherein mißtrauisch sind.

Wir nützen diese Entdeckungsphase, um die Bewegungen des Kindes zu beobachten. Zur Palpation verwenden wir die gerne eingenommenen Positionen. Wenn es sich um einen Säugling handelt, sprechen wir mit ihm und streicheln dabei dieFüße, die Beine, den Bauch, um einen Kontakt herzustellen. In keinem Fall beginnt man mit einer Untersuchung des Schädels, selbst wenn das Kind in diesem Bereich ein Problem aufweist. Jeder Druck auf eine gestörte Zone kann schlecht aufgenommen werden, zu Verängstigung und Weinen führen.

Auf alle Fälle ist die Beobachtung sehr wichtig.

Die vom Kind spontan eingenommene Lage gibt uns Auskunft über seine Störung:

- der Kopf dreht sich eher zu einer Seite;
- Wirbelsäulenkonvexität in Verbindung mit einer Neigung des Beckens in dieselbe Richtung;

- Asymmetrie der Flexion-Extension von Hüften und Schultern;
- Position der Beine und der Füße.

Neugeborene begeben sich oft spontan in eine „spiralförmige" Lage, wenn man sie auf einen Tisch legt. Sie reproduzieren so die Geburtsrotation (s. Kapitel 4).

Die Atmosphäre ist sehr wichtig; größte Ruhe ist erforderlich.

Kinder reagieren stark auf Unruhe in ihrer Umgebung, und es wird dann unmöglich, sie zu behandeln. Manchmal ist es besser, die Mutter im Warteraum zu lassen, wenn sie besonders nervös oder ängstlich ist.

Der Therapeut achtet darauf, warme Hände zu haben und legt das Neugeborene oder das Kind immer in die von ihm akzeptierte Lage.

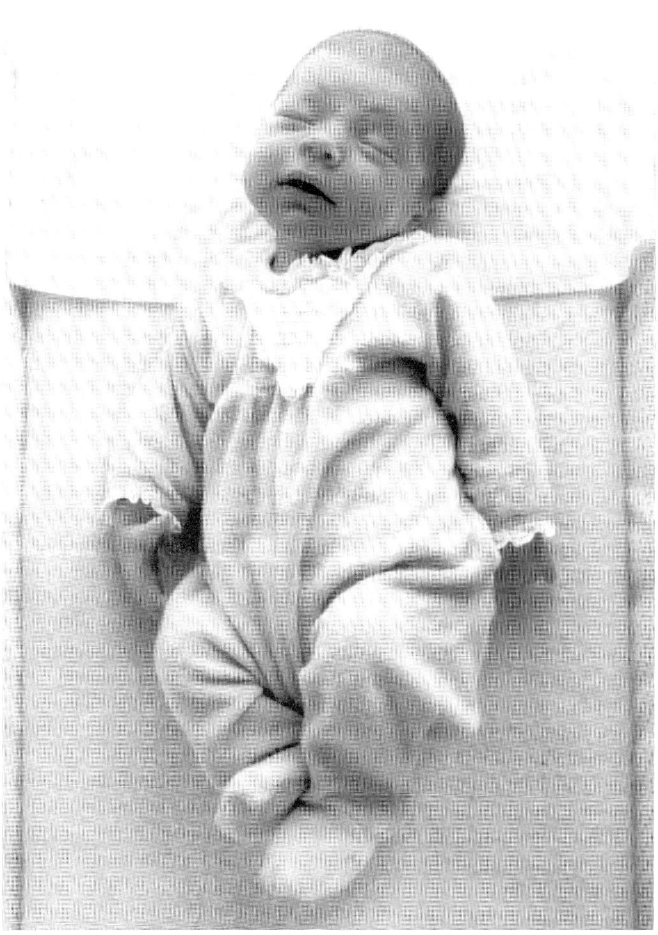

Spontanhaltung des Kindes

Die Untersuchung muß globaler Art sein, egal welche Pathologie vorliegt.

Es gibt keine Schädel- oder Beckenprobleme ohne Ungleichgewicht der kraniosakralen Membranen, der Faszien und daher, auf Distanz gesehen, der Extremitäten.

Daher untersuchen wir:

A. Die unteren Extremitäten

- Harmonischer Gesamteindruck oder im Gegenteil Valgus-, Varusstellung usw.
- Mögliche Asymmetrie im Ungleichgewicht: eine Seite wird lieber nach außen, die andere lieber nach innen gedreht.

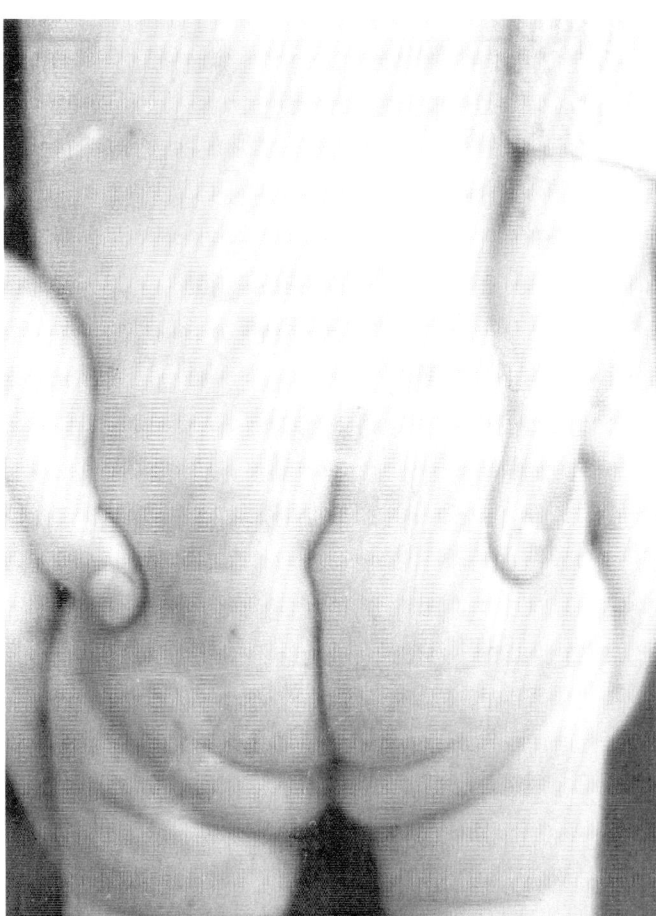

Abweichung der Interglutäalfalte

Haltung der Füße: Spitzfuß, Talus usw., Elastizität des Ungleichgewichts oder, im Gegenteil, Starrheit.

Aussehen der Zehen: auf Überlappungen achten (s. Kapitel 7)

B. Das Becken

- Flecken, Ekchymosen oder Ödemzonen im lumbosakralen Bereich können Auswirkungen von Traumen sein.
- Position der subglutäalen Falten, Konturen der Ossa ilia.
- Ausrichtung der Interglutäalfalte im Verhältnis zur Wirbelsäule, Kontur des Os sacrum; eine Abweichung dieser Falte ist oft ein Zeichen für eine intraossale Dysfunktion.
- Der Zwischenraum zwischen den beiden Grübchen der Michaelis-Raute ist groß genug oder erscheint, im Gegenteil, zu eng und könnte auf eine Störung im Becken hinweisen.

C. Die Wirbelsäule

- Aussehen der Haut
- Ausrichtung insgesamt
- Dominante Krümmungen, bevorzugte Seitneigung

D. Der Thorax

- Allgemeine Harmonie
- Aussehen des Brustbeins, Gleichgewicht im Verhältnis zum Rest des Brustkorbs
- Vorliegen einer Trichterbrust, Kielform des Thorax usw.

E. Die oberen Extremitäten

- Symmetrie oder Asymmetrie ihrer Positionen im Raum
- Bewegungsfreiheit der Schultern
- Untersuchung der Schlüsselbeine, wichtig im Fall einer Fraktur
- Beobachtung der Finger

F. Der Schädel

- Suche nach Ödemen, Ekchymosen, die auf impaktierte Zonen hinweisen.

- Beurteilung der Frontal-, Parietal-, Okzipitalhöcker: sind sie stark ausgeprägt?
- Beobachtung eventueller Vertiefungen
- Untersuchung des Os occipitale, das beim Kleinkind oft in Dysfunktion ist; Abtasten der Squama, die abgeflacht, oder im Gegenteil, zu stark gewölbt sein kann; Symmetrie zwischen der rechten und der linken Seite usw.
- Untersuchung der Ossa temporalia: bilden sie eine Einheit mit dem Os occipitale?
- Aussehen der Suturen: Überlappungen liegen vor allem im Bereich der Sutura coronalis, der Sutura lambdoidea und der Sutura sagittalis vor; ein Hervortreten im Bereich der Sutura metopica und der Sutura sagittalis.
- Erstellung eines Quadranten-Schemas

Ein sehr häufiges Schema einer Sidebending-Rotation kann man folgendermaßen darstellen:

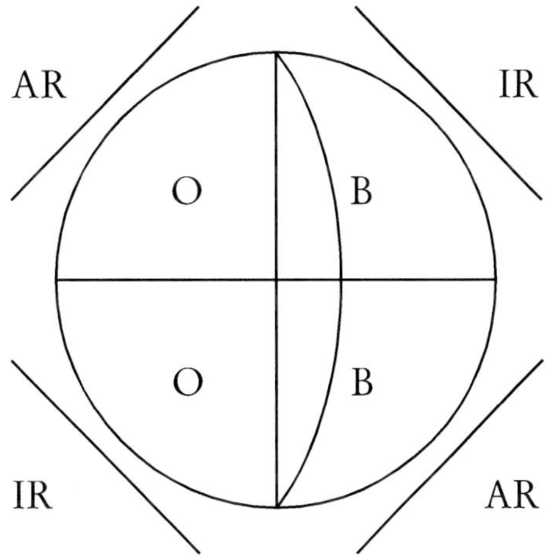

In diesem Fall ist die Konvexität der Synchondrosis sphenobasilaris rechts. Wir stellen sie auf der Abbildung durch eine gekrümmte Linie dar.

intrauterine Leben des Kindes vor Augen, ein Zentrum, um das herum sich Spannungsungleichgewichte bilden konnten.

Der Therapeut sollte die Eltern ermutigen, den Körper ihres Kindes zu massieren, zu streicheln, ohne zu versuchen, irgendeine Technik anzuwenden, sondern vielmehr der Spontanität der Hände zu folgen.

Ebenso raten wir, wenn das Kind mit dem Fläschen ernährt wird, das Kind zum Füttern abwechselnd auf den rechten und den linken Arm zu nehmen, um ein Ungleichgewicht im Wachstum sowohl des Gesichts, als auch der anderen Körperteile zu vermeiden. Das Loch des Saugers am Fläschchen muß so dünn sein, daß sich das Kind beim Saugen ein wenig anstrengen muß. Das ist ganz wesentlich für die Entwicklung der Kieferknochen.

Bemerkungen:

A. Beim Kleinkind und mehr noch beim Säugling basieren die Techniken im wesentlichen auf einem *Pumpen-Modellieren.* Wir *folgen den Geweben und ihrem Rhythmus*, indem wir Mikrobewegungen erfühlen.

Wir verstärken die Dysfunktion soweit, bis wir ein Lösen der Spannungen erreichen. Kleinkinder geben sich in dieser Situation ganz hin, sie nehmen von selbst die Position ein, die es uns gestattet, noch weiter in die komplexe Akkumulation der Spannungen hineinzugehen.

Der Therapeut muß sich ständig anpassen, indem er mit den Händen und mit dem gesamten Körper den Bewegungen folgt. Ein Schemel auf Rollen kann dabei von Nutzen sein.

B. Eine respiratorische Reaktion des Kindes erfolgt spontan, sobald der Therapeut zum Akkumulationspunkt der Spannungen gelangt. Sie bestätigt die Wirksamkeit der Behandlung und weist auf ihr Ende hin. Sie kann schnell eintreten und muß respektiert werden. Es gibt eine *„Akzeptanzschwelle der Gewebe“*.

C. Umgekehrt drückt das Weinen des Kindes Unbehagen aus. Die Position der Hände sollte dann vielleicht geändert werden, ihr Druck variieren usw.

D. Bei der Behandlung von Säuglingen und Kleinkindern können wir sehr starke und sehr vielfältige Reaktionen beobachten.

E. Die Geburt verläuft asymmetrisch: Wir bewahren unser ganzes Leben ein asymmetrisches Faszienschema. Wichtig ist nicht die räumliche Symmetrie, sondern die Möglichkeit, auf Reize der Umwelt angemessen zu reagieren. Die gute Qualität der wahrgenommenen „Bewegungen“ ist daher das entscheidende Kriterium. Wenn man jedoch die Möglichkeit hat, einen Säugling sehr früh zu behandeln, ist es möglich und wünschenswert, dem Körper neben der angestrebten Qualität auch eine gewisse Symmetrie zu geben.

F. Aufgrund der geringen Körpergröße von Kindern und Säuglingen ist es ziemlich leicht, globale Normalisierungen durchzuführen, indem man mehrere Regionen gleichzeitig behandelt.

G. Die besten Techniken sind jene, die den Händen des Therapeuten und dem Gewebe des Patienten entsprechen.

Jeder Therapeut muß seine eigenen Techniken entwickeln und der Intuition seines Fühlens vertrauen.

Kapitel 6

Basistechniken

Welche Technik auch immer zur Anwendung kommt, *die Dosierung ist wichtig*. Der Therapeut muß seine Arbeit dem Patienten *anpassen und die Reaktionen des Gewebes berücksichtigen*.

Die Position des Kindes kann verschieden sein. Wir beschreiben oft die Rückenlage. Es ist manchmal bei Kleinkindern schwer, von Anfang an diese Position zu erreichen. Sollte es nicht gelingen, lassen wir es in den Armen seiner Mutter, beim Spielen sitzend usw.

Der Therapeut muß immer bequem sitzen und gut *zentriert* sein.

Jedes frische Schädeltrauma kann eine Kontraindikation für Kranialtechniken darstellen.

Auf der Basis guter *anatomischer und physiologischer Kenntnisse kann und muß der Therapeut die beste Technik für seinen Patienten entwickeln*. Die Dysfunktionen, die Schädelformen und die Kranial-Schemata sind von Individuum zu Individuum verschieden; ebenso variieren die Konzepte und die Hände des Therapeuten. Der Behandler muß sich kreativ an seinen Patienten anpassen.

I. Der sakro-okzipitale Ausgleich

A. Beschreibung

Das Kind kann auf den Schoß des Therapeuten gelegt werden, wenn es sich um einen Säugling handelt, und auf den Tisch, wenn es schon größer ist, wobei der Therapeut dann an seiner Seite auf der Höhe des Oberkörpers sitzt. Eine Hand wird unter das Os occipitale gelegt, entweder transversal oder die Finger nach kaudal gerichtet, die andere Hand unter das Os sacrum, wobei die Finger nach kranial zeigen. Zunächst erfolgt nur ein „Listening", ohne sich von einer vorliegenden Pathologie beeinflussen zu lassen. Dieses „Listening" gibt uns Auskunft über den Patienten, über die Beschaffenheit seiner Gewebe, über die Beweglichkeit seiner Faszien und über jenen *Bereich, dessen*

Beweglichkeit am stärksten eingeschränkt zu sein scheint: Kopfregion, Becken oder andere Bereiche.

Unmittelbar auf das „Listening“ folgt die Korrektur; eigentlich werden die Hände des Therapeuten in die Bewegung von Os occipitale und Os sacrum hineingezogen. Wenn wir zulassen, daß die beiden Knochen sich in ihre Gleichgewichtslage bewegen, haben wir ziemlich bald den Eindruck einer verlangsamten Bewegung, das Gefühl, daß Os occipitale und Os sacrum in einen entspannten Gewebezustand kommen, und sich alle vorher festgestellten Spannungen nach und nach lockern.

B. Bemerkungen

Diese Technik des sakro-okzipitalen Ausgleichs ist *zugleich Untersuchung und Korrektur*. Mit ein bißchen Übung ist es möglich, viele Probleme beim Kleinkind in dieser Position zu normalisieren.

Wir arbeiten besonders gerne in der Position „Kind auf dem Schoß des Therapeuten“; auf diese Art kann der Kopf des Kindes, den der Therapeut mit einer Hand stützt, frei im Raum gehalten werden.

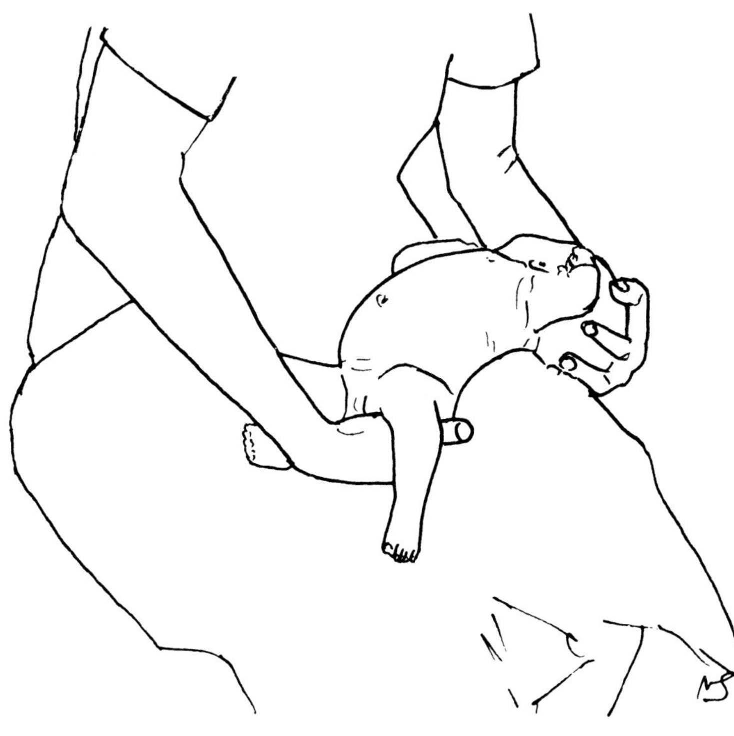

Sakro-okzipitale Ausgleichstechnik:
Das Kind befindet sich auf dem Schoß des Therapeuten.

Eine funktionelle Korrektur vorzunehmen bedeutet, das Raum-Zeit-Moment der Dysfunktion wiederzufinden.

Am häufigsten stellen wir eine Extension der Halswirbelsäule fest, die durch die Kopfposition während der Austreibungsphase verursacht wurde. Es ist viel leichter, diese Position zu reproduzieren, wenn sich das Kind mit frei im Raum gehaltenem Kopf auf dem Schoß befindet (s. Abbildung), als wenn es auf dem Tisch liegt. Wir sind immer wieder überrascht über das Ausmaß der extremen Extension, die die Kinder bei dieser Korrektur spontan einnehmen.

Das Neugeborene reproduziert von selbst seine Dysfunktionsposition, indem es die ihm angenehme Rotation und Lateralflexion verbindet, sofern die Hand des Therapeuten die Bewegung nicht bremst.

Die Hand am Os occipitale kann dort eine spezifischere Korrektur vornehmen, z. B. ein Modellieren. Die Hand am Os sacrum bewirkt eine Korrektur des Beckens und ein Modellieren des Os sacrum.

Wenn hingegen eine Dysfunktion im Zwischenbereich vorliegt, dann stellen wir uns vor, daß unsere Hände zwei Blöcke halten, deren Treffpunkt im Bereich der Dysfunktion liegt. Es genügt dann, die beiden Blöcke in den für die Korrektur erforderlichen Ebenen zu mobilisieren.

Diese Arbeit ist abgeschlossen, wenn wir ein merkliches Loslassen verspüren, wenn *alle Strukturen eine synchrone Bewegung aufweisen.* Der Kopf des Kindes ist dann spontan in die Mittellage zurückgekommen, und das Kind stößt oft einen tiefen Seufzer der Entspannung aus. Wir können diese Korrektur bereits bei der ersten Sitzung erzielen. Schwerwiegendere Probleme erfordern mehrere Behandlungen, um eine *qualitative* Verbesserung der Gewebe und den Ausgleich der Strukturen in ihren jeweiligen Ebenen zu erreichen.

II. Die Modelliertechniken

1. Allgemeine Grundsätze

Die Modelliertechniken sind beim Neugeborenen unerläßlich und nur dank der Formbarkeit des lebendigen Knochen möglich; die Ossifikation des Schädels ist im Alter von etwa 20 Jahren komplett abgeschlossen und während der gesamten frühen Kindheit ist es günstig, schwer traumatisierte Gewebe zu „modellieren“.

Streßphänomene prägen die Bindegewebsfasern, die die Struktur für das zukünftige Knochengewebe darstellen, und stören den harmonischen Verlauf der Entwicklung.

Die Dysfunktion ist eine Zentripetalkraft im Verhältnis zum Ossifikationszentrum eines Knochens. Das Modellieren sucht eine Zentrifugaldynamik, ein Freiwerden der Gewebe in peripherer Richtung.

Diese Techniken werden in jedem Bereich angewandt, der eine Deformation erlitten hat: Os parietale, Os frontale usw.

In den meisten Fällen legt der Therapeut seine Hand auf den dem Ossifikationszentrum entsprechenden Bereich, z. B. Tuber parietale oder Tuber frontale. Er läßt sich von den Geweben in die Richtung der Kompression führen, bis er ein Loslassen der Spannung erreicht; dann versucht er, durch eine sehr sanfte „Öffnungsbewegung" der Hand die Ausdehnung des komprimierten Bereichs zu fördern (wobei er nur so weit geht,wie es leicht möglich ist), begleitet die Rückkehr in die neutrale Position und beginnt nochmals unter Berücksichtigung des Rhythmus des Patienten.

Für komplexere Strukturen wie den Oberkiefer empfehlen wir eine intraossale Ausgleichsarbeit zwischen den verschiedenen Anteilen,

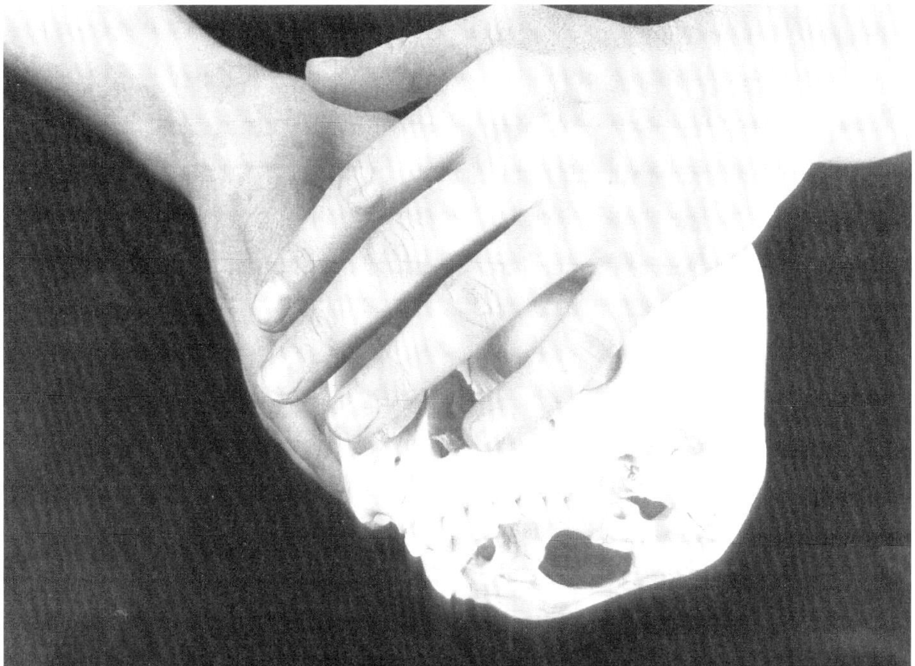

Modelliertechnik für das Os frontale

wobei die Ossifikationslinien wie Artikulationen betrachtet werden sollten, die durch funktionelle Methoden zu korrigieren sind.

Die Modelliertechniken sind sehr entspannend, und wenn die Hände des Therapeuten warm und angenehm genug sind, kann das Kind während der Behandlung einschlafen. Kleinkinder kommen durch diese Techniken in einen parasympathischen Zustand, der für den Verlauf der restlichen Sitzung günstig ist.

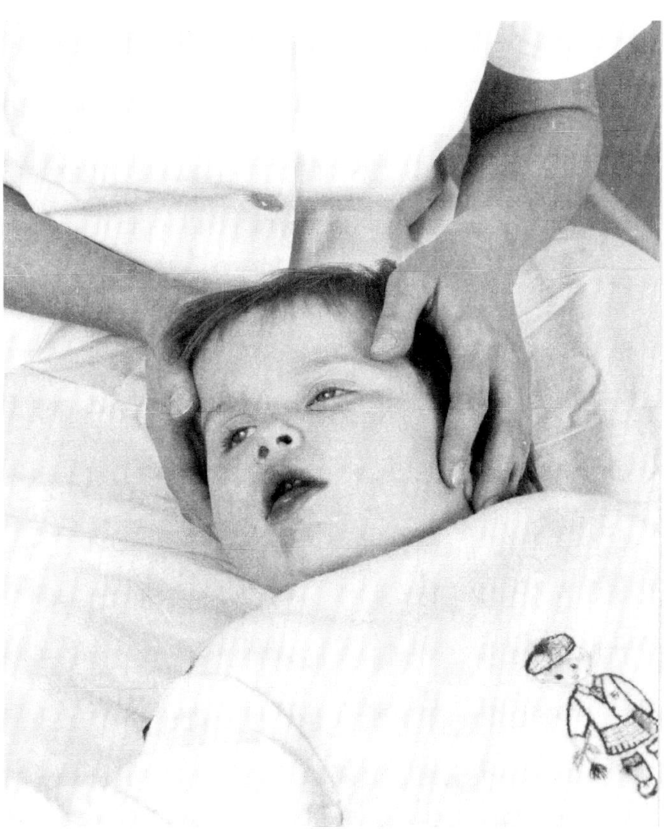

Kraniale Modelliertechnik

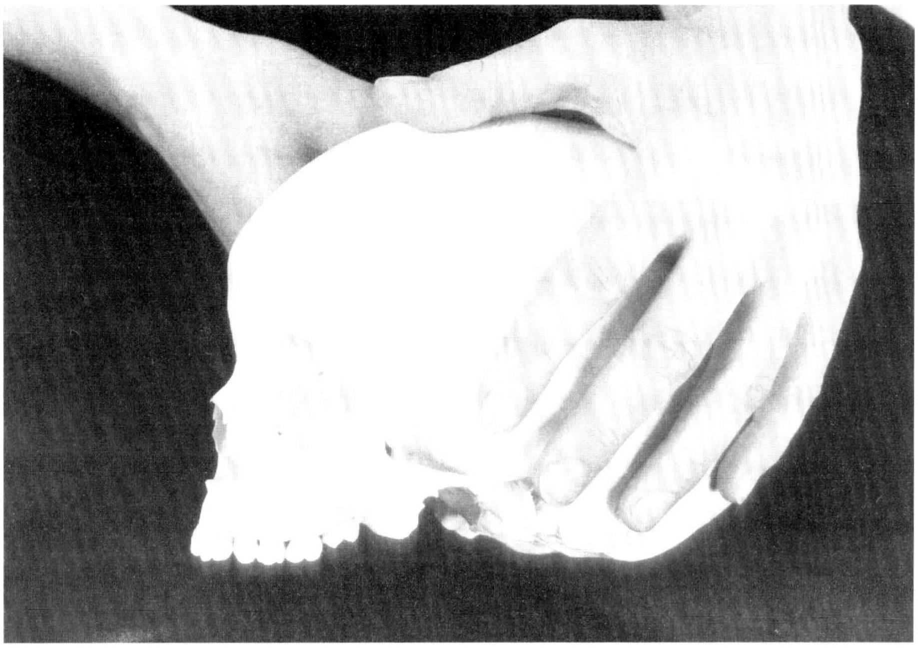

Modelliertechnik für das Os parietale

2. Die Modelliertechnik für das Os sacrum

A. Beschreibung

Der Patient kann in verschiedenen Positionen behandelt werden: Bauchlage, Rückenlage oder auf dem Schoß des Therapeuten liegend, wenn es sich um ein Neugeborenes handelt.

Der Therapeut legt eine Hand unter das Os sacrum, die Finger zeigen nach kranial, der Mittelfinger liegt auf der Medianlinie mit der Fingerbeere auf Höhe der lumbalen Dornfortsätze, der zweite und vierte Finger auf der Höhe der Iliosakralgelenke, wobei die Handfläche sich ganz an das Os sacrum anlegt und so weit wie möglich in einer neutralen Position verweilt (u. a. auf die Ausrichtung des Unterarmes achten).

Das „Listening" gestattet die Wahrnehmung der Bewegungen des Os sacrum, die Flexion-Extension, eventuell die Lateral-Flexion und die Rotation, und ermöglicht eine Beurteilung der Qualität der intraossalen Fasern des Os sacrum.

Nach einer gewissen Zeit, je nach Geübtheit des Therapeuten, spürt er eine „Öffnung" im Bereich der Hand, so als ob sich das Kreuzbein in seiner Handfläche „ausbreiten" würde und dann in seine Ausganglage zurückkehrt, und zwar rhythmisch mit einer immer größer werdenden Amplitude. Der Therapeut begleitet diese Bewegung, ohne Widerstand, bis eine Befreiung der Gewebe mit größerer Flexibilität und Wärme eintritt. In der Zwischenzeit hat sich die Atmung des Kindes verlangsamt, manchmal schläft es auch ein.

Die Rolle des Therapeuten besteht darin, *die Formbarkeit zu verbessern,* ohne zugleich die Bewegung des Os sacrum gegenüber anderen Strukturen zu bremsen. Das Modellieren läßt sich viel schneller durchführen, wenn wir parallel dazu das Os sacrum in seine Gleichgewichtslage kommen lassen.

Sobald wir nun den Eindruck einer großen Formbarkeit bekommen, können wir die Arbeit als abgeschlossen betrachten. Der Patient kann zu diesem Zeitpunkt einen tiefen Seufzer der Entspannung ausstoßen.

B. Bemerkungen

Das Modellieren ist für jede Art von Beckenproblemen und bei jedem kraniosakralen Ungleichgewicht angezeigt.

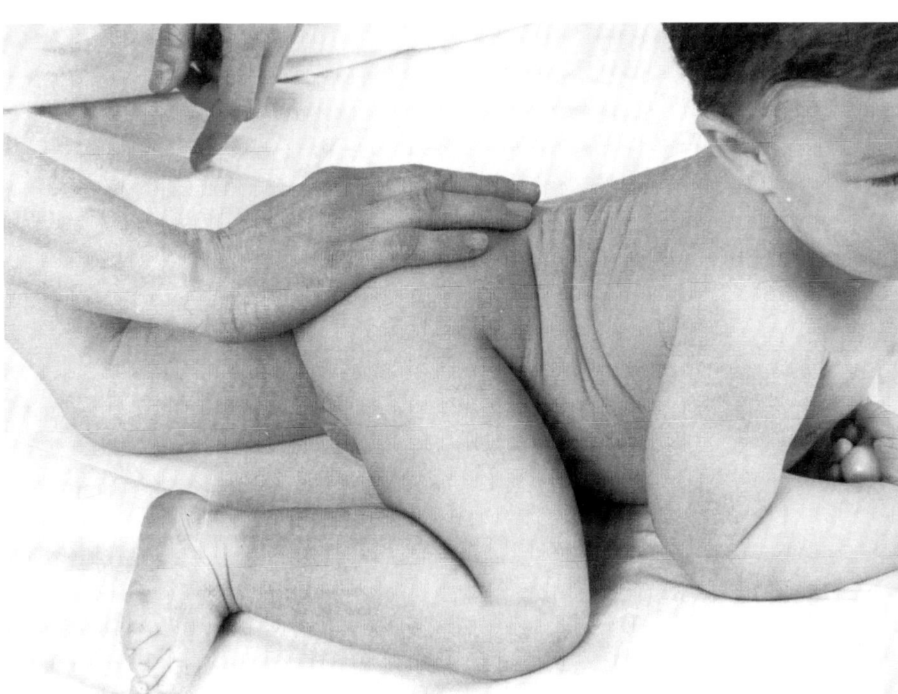

Modelliertechnik für das Os sacrum

Das Os sacrum besteht aus fünf Knochenteilen:

- Die beiden kranialen Teile verbinden sich im Alter zwischen 7 und 9 Jahren (wir können eine Parallele zum Zeitpunkt feststellen, in dem die Partes laterales mit dem Corpus des Os occipitale zusammenwachsen).
- Die Ossifikation des Os sacrum ist zwischen dem 20. und dem 25. Lebensjahr komplett abgeschlossen.

Beim Neugeborenen gibt es also Ossifikationszentren in einer Matrix, deren Struktur die Anlage für das zukünftige Knochengewebe bildet. Wir denken, daß jede Dysfunktion, *jeder Streß*, der auf das Neugeborene oder den Säugling einwirkt, *seine Gewebe durch eine Verzerrung der Fasern prägt,* eine Störung, die, wenn sie nicht korrigiert wird, später als angeborene Anomalie erscheint: Anomalie der Form des Os sacrum, Anomalie der Ausrichtung der lumbosakralen Gelenksfacetten usw.

Wir sprechen in diesem Fall von einer *intraossalen Dysfunktion des Os sacrum.*

Die Kräfte können direkt auf das Kreuzbein einwirken: dies trifft für das Neugeborene nach einer Steißgeburt zu, ebenso für einen Sturz auf das Gesäß beim Kleinkind; sie können ebenfalls als Folge von Problemen auftauchen, die sich in einem entfernt liegenden Körperbereich befinden, aber Spannungen im Sakralbereich verursachen: eine Dysfunktion des Os occipitale, zum Beispiel, führt zu einem Ungleichgewicht der intraossalen Kraftlinien des Os sacrum.

Beim Kleinkind stellt diese Technik die Harmonie des Beckens wieder her, die für ein gut verlaufendes Wachstum unbedingt erforderlich ist.

Beim Erwachsenen ist es immer noch möglich, das Os sacrum zu modellieren; die intraossale Wirkung ist natürlich weniger spektakulär als beim Kind; wir können dennoch eine merklich beruhigende Wirkung und gute Erfolge bei der Beseitigung von Spannungen im Becken erreichen (Verbesserung der Gelenkphysiologie und der Funktion der Inneren Organe).

3. Die Modelliertechnik für das Os occipitale

A. Beschreibung

Das Kind liegt auf dem Rücken; man kann die Position jedoch variieren: *Die beste Position ist immer jene, die das Kind problemlos akzeptiert.*

Das kann sein: auf dem Tisch liegend, auf dem Schoß des Therapeuten, in den Armen der Mutter usw.

Der Therapeut sitzt; mehrere Handhaltungen sind möglich:

- Eine Hand quer unter dem Os occipitale; wir wenden diese Handhaltung zum sakro-okzipitalen Ausgleich an, verbinden damit aber auch ein Modellieren des Os occipitale. Diese Haltung ist in Fällen von starker Asymmetrie im Bereich der Squama occipitalis zu empfehlen.
- Eine Hand unter dem Os occipitale, wobei die Finger nach kaudal gerichtet sind, die Fingerspitzen liegen so tief wie möglich in der Nähe des Foramen magnum; diese Handhaltung kann unter denselben Bedingungen angewendet werden, wie oben beschrieben. Wir ziehen sie vor, wenn sich die Kopfform des Kindes für die erstgenannte Position nicht eignet oder wenn der Patient eine stark ausgeprägte zerviko-okzipitale Extension aufweist. Im übrigen ermöglicht sie eine sehr gute Kontrolle des Os occipitale, wenn das Neugeborene auf dem Schoß des Therapeuten liegt.

Die Wahl der Handhaltung hängt vor allem von der Form der Hände des Therapeuten und des Kopfes des Patienten ab. Eine Kompression des Foramen magnum behandelt man jedoch in jedem Fall besser mit der zweiten Variante; der Therapeut übt dabei einen *ganz leichten* Zug auf das Os occipitale nach kranial aus; darüberhinaus kommt es zu einer Expansion nach lateral, die durch das Spreizen der Finger entsteht.

Das „Listening“ übermittelt uns zwei Eindrücke:

- Die Bewegung des Knochens an und für sich; für das Os occipitale ist es zugleich die Verschiebung bezogen auf den Atlas (im wesentlichen von anterior nach posterior) und die Flexions-Extensionsbewegung bezogen auf den Schädel (Gefühl einer Expansionsbewegung, die auch in der transversalen Ebene verläuft).
- Die Wahrnehmung der Knochenflexibilität: ist man auf einer dichten, kompakten Struktur, deren Konsistenz mit einem Holz-

stück oder, in gewissen Extremfällen, mit einem Steinblock vergleichbar ist, oder handelt es sich im Gegenteil um eine elastische Struktur, die sich unter unserer Hand lebendig anfühlt?

Die Modelliertechniken haben die Verbesserung dieser Qualität der intraossalen Fasern zum Ziel.

Unsere Hände liegen ruhig und bequem auf dem Os occipitale und suchen ein Maximum an Kontakt. Zunächst nehmen wir die verschiedenen Bewegungen nur wahr und versuchen, sie zu erkennen; dann begleiten wir nach und nach die Ausdehnung des Os occipitale, wobei wir zulassen, daß sich unsere Hände unmerklich im Rhythmus der wahrgenommenen Bewegungen öffnen. Diese Bewegungen erscheinen uns vorerst eingeschränkt, doch dann nimmt das Gefühl von Entspannung, Flexibilität und Wärme immer mehr zu.

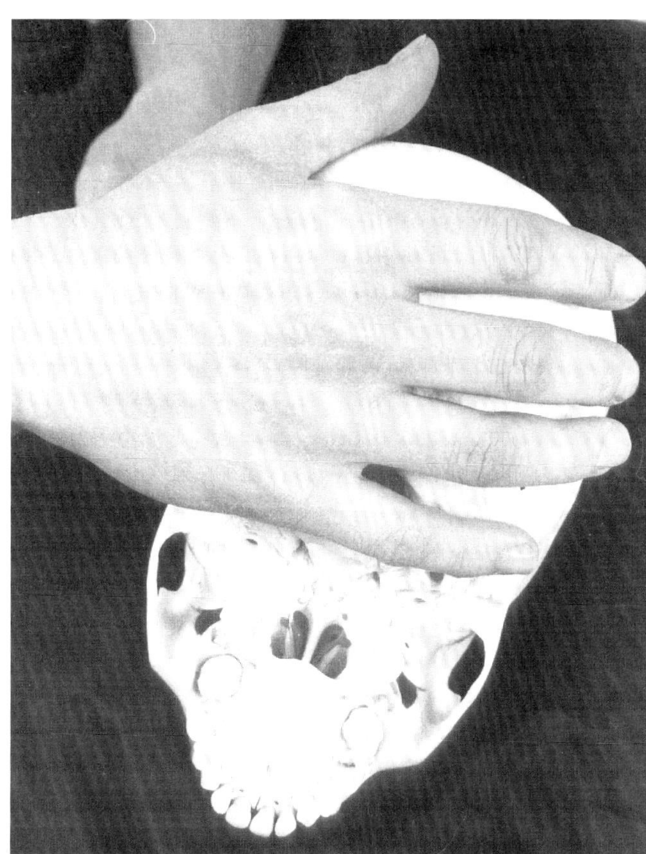

Modelliertechnik für das Os occipitale

B. Bemerkungen

Das Os occipitale des Neugeborenen besteht aus vier Teilen: in diesem Alter ist der Knochen normalerweise sehr leicht formbar. Dysfunktionsfaktoren sind im allgemeinen Kompressionskräfte. Das Modellieren soll daher eine Zentrifugalausrichtung haben und darauf abzielen, dem Os occipitale seine Bewegungsfreiheit sowohl in Richtung einer lateralen als auch einer antero-posterioren Ausdehnung wiederzugeben.

Unsere Arbeit muß sehr sanft sein und die Beschaffenheit der Gewebe des Patienten berücksichtigen; keinesfalls wird irgendeine Kraft „aufgezwungen"; wir beschränken uns darauf, das Gewebe des Os occipitale in einen Entspannungszustand zu bringen, wodurch wir ihm eine größere laterale Ausdehnung ermöglichen.

Dies darf *keinesfalls die Bewegung des Os occipitale gegenüber dem Atlas beeinträchtigen*; wir müssen das Os occipitale sein Gleichgewicht zum Atlas finden lassen, während wir mit dem Modellieren fortfahren.

III. Das Freimachen des Foramen magnum

A. Beschreibung

Die ideale Lage des Kindes ist wiederum die Rückenlage auf dem Tisch, aber auch hier sollte sich der Therapeut seinem Patienten anpassen. Das Alter und die Art der Dysfunktion bestimmen die Handhaltung des Therapeuten; ein Säugling hat nicht dieselbe Okzipitalfläche wie ein achtjähriges Kind.

Bei einem ganz kleinen Baby ist es für den Therapeuten günstiger, nur eine Hand zu verwenden, wobei die Finger nach kaudal ausgerichtet sind und knapp posterior des Foramen magnum liegen, der zweite und der dritte Finger auf einer Seite, der vierte und der fünfte auf der anderen.

Wenn das Kind schon älter ist, können wir beide Hände unter das Os occipitale legen, und zwar wieder nach kaudal ausgerichtet, wobei der dritte, der vierte und der fünfte Finger jeder Hand (oder, wenn das möglich ist, nur jeweils der vierte und fünfte Finger) dem Os occipitale so nah wie möglich beidseits des Foramen magnum anliegen. Die Zeigefinger liegen unter den Processus mastoidei (oder deren Ansatz, falls das Kind jünger als ein Jahr ist). Die Arbeit geschieht vor allem am Rand des Foramen magnum, aber über die Plazierung der Zeigefinger können wir in gewissen Fällen auch die Position der Ossa temporalia kontrollieren und diese in eine Gleichgewichtslage bringen, die für die Entspannung der sie umgebenden Gewebe günstig ist (nicht zu verwechseln mit der Expansionstechnik für die Schädelbasis, bei der man eine Separation zwischen dem Os occipitale und den Ossa temporalia anstrebt). Wenn der Therapeut Schwierigkeiten beim Koordinieren all dieser Parameter hat, kann er den Kontakt der Zeigefinger vorerst vernachlässigen, um die Arbeit am Os occipitale perfekt durchführen zu können.

Ein „Listening“ gibt uns auch hier Auskunft über die Qualität der Gewebe, über den Bereich der stärksten Kompression und über die Richtung der Dysfunktions-Kräfte.

Wir beginnen anschließend mit einem leichten Modellieren des Os occipitale, das langsam in ein „Pumpen“ übergeht, indem die Finger einen leichten Zug ausüben und dann wieder nachlassen.

Dieser Zug muß immer leicht bleiben.

Wenn die Kompression eher transversal ist (diese Information gibt uns das „Listening“), dann beschreiben unsere Finger eine eher nach außen gerichtete Bewegung; wenn die Kompression eher anterior ist, richtet sich der Zug eher nach posterior. Wir streben ein Gefühl der Ausdehnung in allen Ebenen an.

Wir können den Eindruck gewinnen, daß eine Seite gut reagiert, während die andere komprimiert bleibt. In diesem Fall muß man weiter insistieren und genug Geduld haben, bis *eine spontane Entspannung der Gewebe* eintritt.

Ein zu starker oder rascher Zug kann zu einer Reizung, einer Entzündung der bereits traumatisierten Gewebe führen.

Der Rhythmus des Pumpens ist wichtig. Er muß dem Rhythmus des Os occipitale angepaßt werden. Der Therapeut muß ständig im „Listening“ bleiben, um eventuell seine Vorgangsweise je nach den Reaktionen abzuändern.

Wie bei der Modelliertechnik betrachten wir diese Arbeit dann als beendet, wenn die Qualität der Gewebe sich ändert (Gefühl von Entspannung, Wärme, größerer Flexibilität); oft ist diese Phase durch ein tiefes Seufzen des Kindes gekennzeichnet.

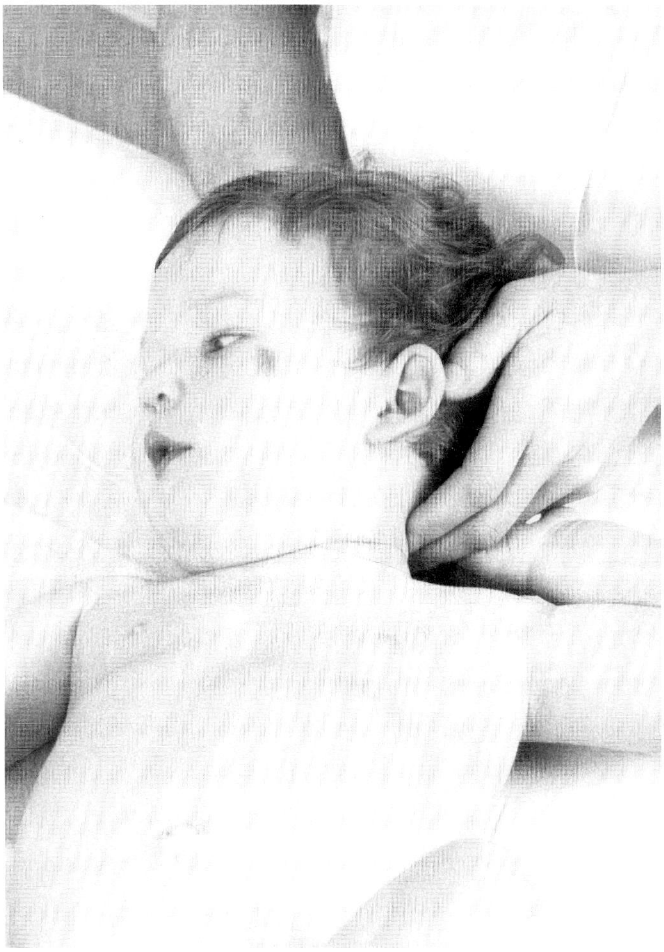

Freimachen des Foramen magnum

B. Bemerkungen

Dysfunktionen des Foramen magnum entstehen sehr oft durch die bei der Entbindung einwirkenden Kräfte. Seine Form wird verändert, sein Durchmesser verkleinert. Es ist von größter Wichtigkeit, so früh wie möglich einzugreifen, um die Kompressionen zu beseitigen, die im Bereich des Rückenmarks und der Gefäß- und Nervenstrukturen bestehen; dies gestattet die Korrektur gewisser Pathologien beim Kleinkind (s. Kapitel 7).

Eine systematische Korrektur der Gewebe in der Umgebung des Foramen magnum ist bei allen Kindern erforderlich.

Wir zielen darauf ab, dem Foramen magnum eine annähernd symmetrische Form und einen angemessenen Durchmesser zu verleihen, indem wir alle um seinen Rand wirksamen Spannungen beheben.

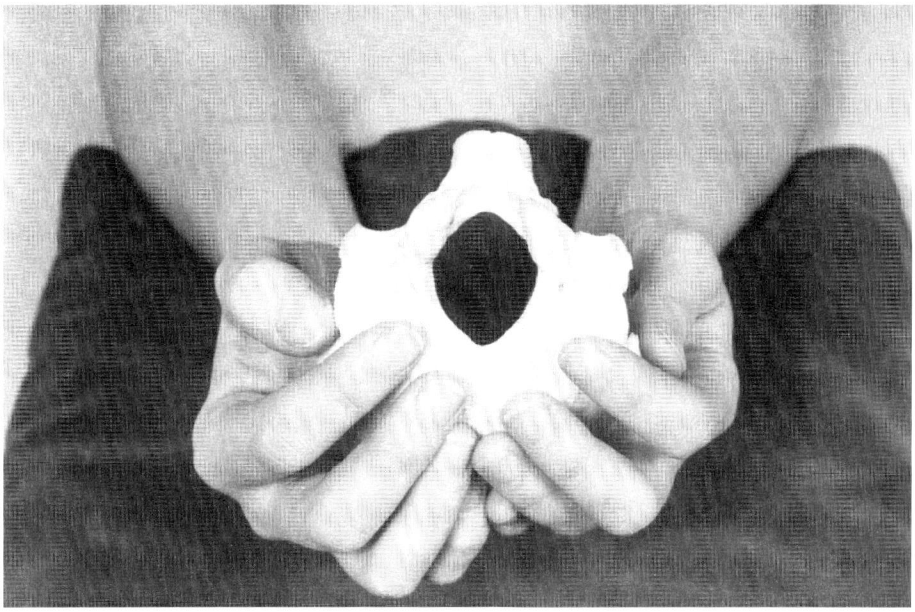

Freimachen des Foramen magnum: Fingerhaltung

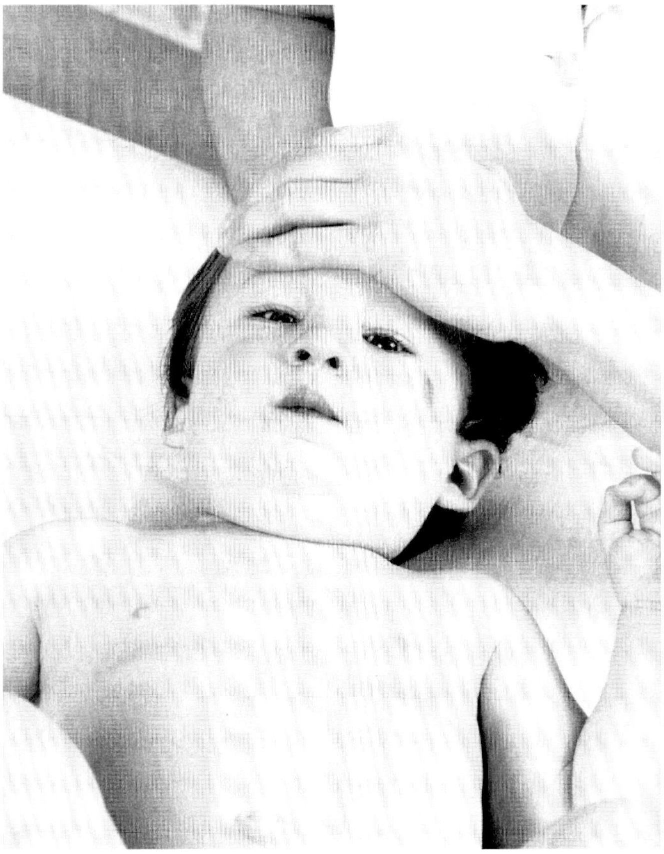

Fronto-okzipitale Ausgleichstechnik

IV. Der fronto-okzipitale Ausgleich

A. Beschreibung

Die beste Patientenposition ist die Rückenlage.

Der Therapeut sitzt am Kopf des Patienten, und zwar so nahe wie möglich, und legt eine Hand transversal unter das Os occipitale, die andere Hand ebenfalls transversal über das Os frontale.

Über das „Listening" nehmen wir die Bewegung des Os occipitale, jene des Os frontale und eventuell die Synchronizität zwischen den beiden wahr.

Wir lassen Os frontale und Os occipitale in ihre neutrale Stellung gehen und stellen dabei fest, daß jede Bewegung des Os frontale über die Dura-Membranen (insbesondere die Falx cerebri) auf das Os occipitale übertragen wird und umgekehrt. Wir können, falls erforderlich, ein Modellieren von Os frontale und Os occipitale sowie eine Pumptechnik für die verbindenden Gewebe kombinieren.

Wenn Os frontale und Os occipitale eine perfekt synchrone Bewegung vollziehen, die in völliger Harmonie mit dem Rest des kraniosakralen Mechanismus abzulaufen scheint, können wir annehmen, daß das Gleichgewicht hergestellt ist.

Variante:

Die Hände können nach kaudal gerichtet sein: der Mittelfinger der Hand auf der Stirn liegt dann auf der Sutura metopica, der Zeigefinger und der Ringfinger auf den Stirnbeinhöckern.

B. Bemerkungen

Der anteriore Teil der Falx cerebri ist ein sehr wichtiger Ansatzpunkt der Dura mater.

Jede Spannung in diesem Bereich kann zu Dysfunktionen auch in entfernten Bereichen führen: Os occipitale, Halswirbelsäule usw. (über zwischengeschaltete Dura- und Faszienzüge).

Dadurch können wir global auf den ganzen Schädel einwirken oder aber spezifischer auf gewisse Faserzüge der Dura mater.

Der fronto-okzipitale Ausgleich ermöglicht die Kontrolle des Os sphenoidale über das Os frontale, daher auch einen Einfluß auf die Synchondrosis sphenobasilaris und auf Torsions- oder Sidebending-Rotations-Dysfunktionen.

V. Der okzipito-faziale Ausgleich

(Ausgleich zwischen Os occipitale und Gesichtsknochen)

A. Beschreibung

Die beste Patientenposition ist die Rückenlage.

Der Therapeut sitzt am Kopf des Patienten und legt eine Hand transversal unter das Os occipitale, die andere Hand auf das Os frontale, wobei die Finger nach kaudal so ausgerichtet sind, daß die Fingerbeere des dritten und vierten Fingers genau unter dem Orbitarand auf der Maxilla liegen, während der Zeigefinger und der kleine Finger die laterale Partie des Os frontale kontrollieren.

Wir streben auch hier einen Zustand der Entspannung und der Koordination der Bewegung zwischen unseren beiden Händen an. Wir lassen das Os occipitale in seine neutrale Lage gelangen, dann auch das Os frontale, das wir mit der Handfläche kontrollieren. Diese Position gestattet uns die Normalisierung des anterioren fronto-sphenoidalen Blocks gegenüber dem posterioren Okzipitalblock. Wir können eventuell die Rotation oder die Lateralflexion des Os sphenoidale begünstigen, indem wir die lateralen Partien des Os frontale über Zeigefinger und kleinen Finger mobilisieren.

Sobald diese Gleichgewichtsposition erreicht ist, können wir mit der auf der Stirn liegenden Hand eine leichte Pumpbewegung auf die Gesichtsknochen ausüben. Wir werden sehr rasch spüren, wie sich diese Hand im Rhythmus der Bewegungen der Gesichtsknochen öffnet. Wir begleiten die Korrekturbewegungen in allen Ebenen und führen somit ein echtes Modellieren des Gesichts durch.

B. Bemerkungen

Der Therapeut muß allen Mikrobewegungen folgen; die Position der Hände bietet viele Stützpunkte und daher eine Kontrolle jeder der darunterliegenden Strukturen.

Es ist auch möglich, gleichzeitig das Os occipitale und das Os frontale zu modellieren.

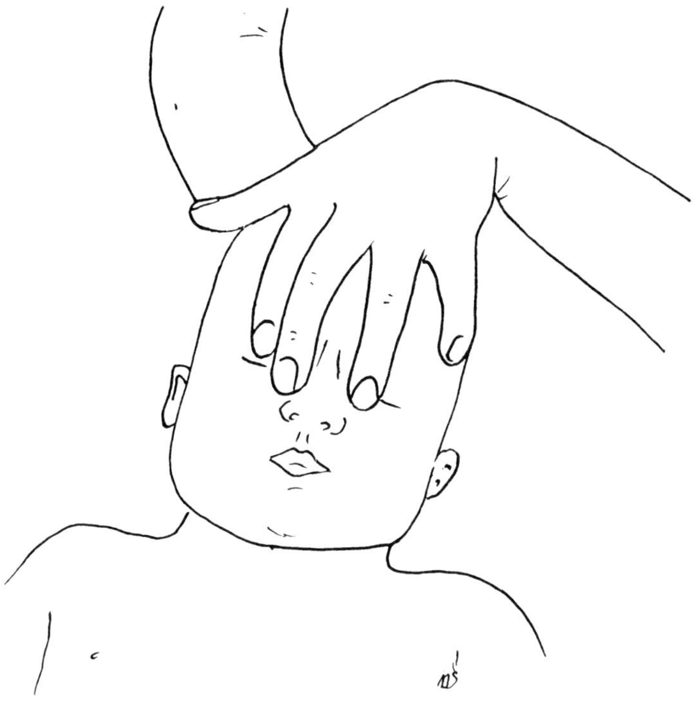

Okzipito-faziale Ausgleichstechnik

VI. Globale Technik für die Gesichtsknochen

A. Beschreibung

Der Patient liegt, wenn möglich, auf dem Rücken. Der Therapeut sitzt am Kopf, legt die Fingerbeeren der beiden Daumen auf die Glabella, die anderen Finger sind nach kaudal gerichtet:

- die Spitzen der Zeigefinger zu beiden Seiten der Nasenbeine;
- die Spitzen der Mittelfinger unter dem Orbitarand der Oberkiefer;
- die Spitzen der Ringfinger auf den Ossa zygomatica;
- die Spitzen der kleinen Finger auf den Alae majores des Os sphenoidale (Fossae temporales), wenn möglich.

Nach einer „Listening"-Phase bewirkt der Therapeut einen Pumpeffekt auf alle am Stirnbein „aufgehängten" Knochen; dazu genügt es, eine leichte Extension der Finger zu induzieren, wobei alle Raumebenen zu berücksichtigen sind.

Variante:

Der Therapeut legt den Zeigefinger auf die Maxilla und den Mittelfinger unter das Os zygomaticum.

B. Bemerkungen

Diese Techniken sind sehr nützlich, um die Gesichtsknochen zu normalisieren und zu modellieren. Das Neugeborene hat ein sehr kleines Gesicht, das ein sehr großes Entwicklungspotential aufweist.

Die Position der Finger kann je nach festgestellter Dysfunktion variieren. Wir versuchen so weit wie möglich die Finger nicht über die Augen des Kleinkindes zu legen. Die Daumen auf der Glabella erzeugen ein Gleichgewicht des Os frontale, der Falx cerebri und gemeinsam mit den anderen Fingern einen sehr effektiven Pumpeffekt auf die Nasennebenhöhlen.

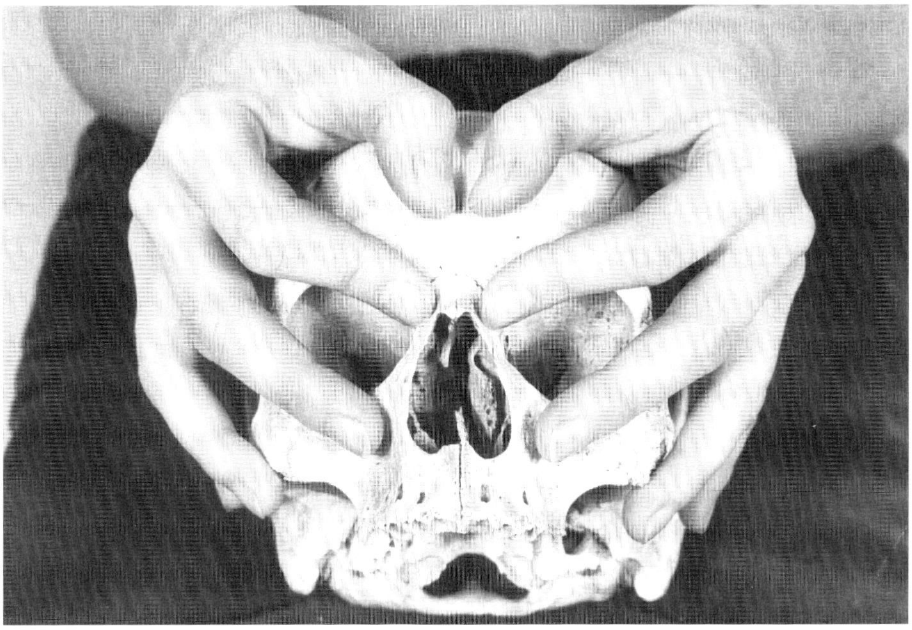

Allgemeine Technik für die Gesichtsknochen

VII. Der maxillo-faziale Ausgleich

(Ausgleich zwischen Maxilla und Gesichtsknochen)

A. Beschreibung

Der Patient liegt auf dem Rücken. Der Therapeut sitzt auf Höhe seines Kopfes. Er legt eine Hand auf das Os frontale, die Finger zeigen nach kaudal, und zwar so, daß sich der Mittelfinger auf der Glabella befindet. Der Zeigefinger der anderen Hand liegt im Mund des

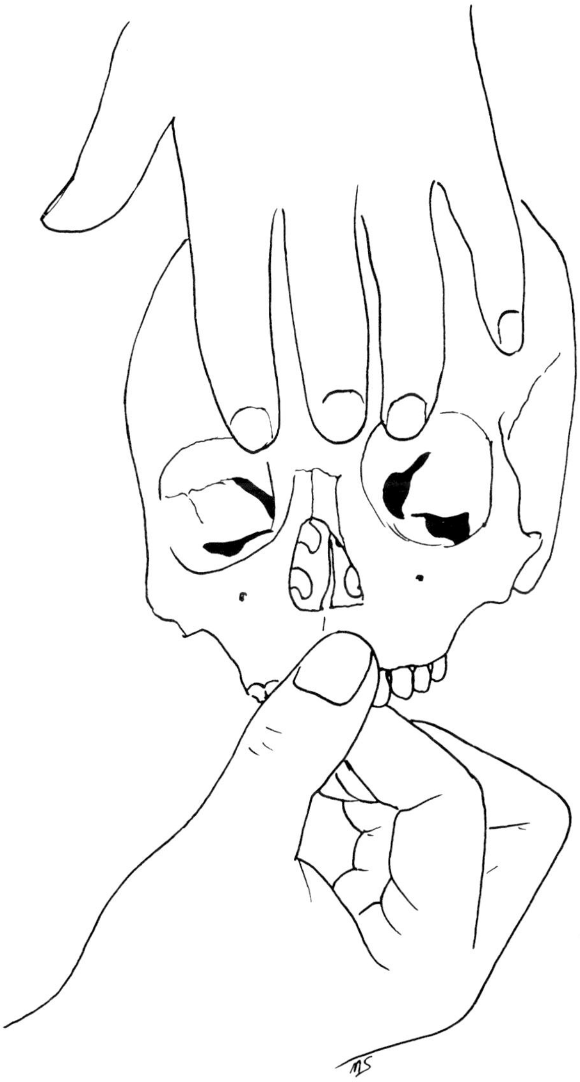

Maxillo-faziale Ausgleichstechnik

Patienten völlig der Konkavität der Oberkiefer an, der Daumen ruht auf der Zahnreihe.

Wir führen zuerst ein „Listening“ durch, dann ein kranio-kaudales Pumpen; die Abstützung auf der Glabella mit dem Mittelfinger der kranialen Hand begünstigt die kraniale Flexion und daher die Außenrotation der Oberkiefer.

B. Bemerkungen

Der Therapeut sucht jene Position des sich im Mund befindlichen Zeigefingers, die ein Maximum an Spannungen behebt: nach posterior, nach anterior, nach lateral, nach medial usw.

Um eine Dysfunktion in Innenrotation über eine funktionelle Technik zu korrigieren, muß der Zeigefinger mehr auf dem posterioren Teil des Gaumens liegen und umgekehrt.

Die Kiefer scheinen oft unter das Stirnbein „eingepreßt“ zu sein; es scheint daher interessant, diese Spannungen zu beheben, ohne jedoch zu rasch zu versuchen, diese beiden Blöcke zu trennen.

Die Hand, die auf dem Stirnbein liegt, stellt auch hier nicht nur ein Gleichgewicht von Os frontale und den darunterliegenden Dura-Membranen her, sondern modelliert unter Umständen auch.

Eine ausgezeichnete Korrektur kann mittels des Fläschchens beim Saugen durchgeführt werden.

In diesem Fall legt der Therapeut die Hand unter das Os occipitale des Kindes und gibt ihm mit der anderen das Fläschchen. Er verwendet den Sauger wie einen Finger, der die notwendigen Korrektur- und Modellierbewegungen durchführt.

Varianten:

Die Hand auf dem Os frontale kann transversal liegen (s. Abbildung).

Wenn die Spannungsungleichgewichte im posterioren Block stärker zu sein scheinen, legt der Therapeut die kraniale Hand unter das Os occipitale, wobei die Finger nach kaudal ausgerichtet sind, und die kaudale Hand normalisiert die Maxilla.

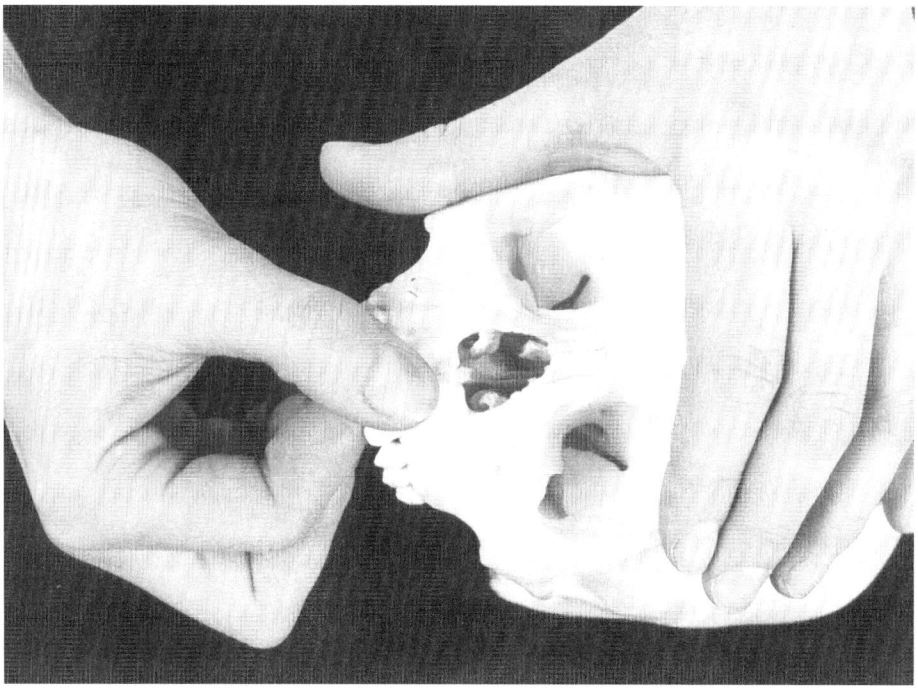

Maxillo-faziale Ausgleichstechnik

VIII. Der bitemporale Ausgleich

A. Beschreibung

Der Patient liegt auf dem Rücken; der Therapeut sitzt am Kopf des Patienten und kontrolliert die Ossa temporalia mit beiden Händen:

- die Daumen in den Fossae temporales auf den Alae majores des Os sphenoidale;
- die Zeigefinger auf den Processus zygomatici;
- die Mittelfinger am Beginn der äußeren Gehörgänge;
- die Ringfinger auf den Processus mastoidei;
- die kleinen Finger hinter den Gehörgängen.

Nach einer „Listening"-Phase versucht der Therapeut, einen Ausgleich zwischen den beiden Ossa temporalia herzustellen, wobei er den Mikrobewegungen eines jeden dieser Knochen folgt. Oft stellen wir fest, daß eine Seite in Innen-, die andere in Außenrotation steht.

B. Bemerkungen

Dieser Ausgleich wirkt nicht nur auf die Ossa temporalia sondern auch auf das Tentorium cerebelli, wodurch gleichzeitig eine Normalisierung der Membranen in der transversalen Ebene erreicht wird.

Diese Korrektur erweist sich bei fast allen Kindern als erforderlich, da die bei der Entbindung einwirkenden Kräfte oft Dysfunktionen im Bereich der Ossa temporalia verursachen.

Der Therapeut kann die Spitzen seiner Daumen lateral auf das Os frontale legen, wenn er in diesem Bereich arbeiten möchte.

IX. Der bilaterale Ausgleich der Ossa ilia

A. Beschreibung

Der Patient liegt auf dem Rücken, der Therapeut steht auf der Höhe des Beckens und umfaßt die beiden Darmbeinkämme, wobei die Finger breit im Bereich der Iliosakralgelenke zu liegen kommen.

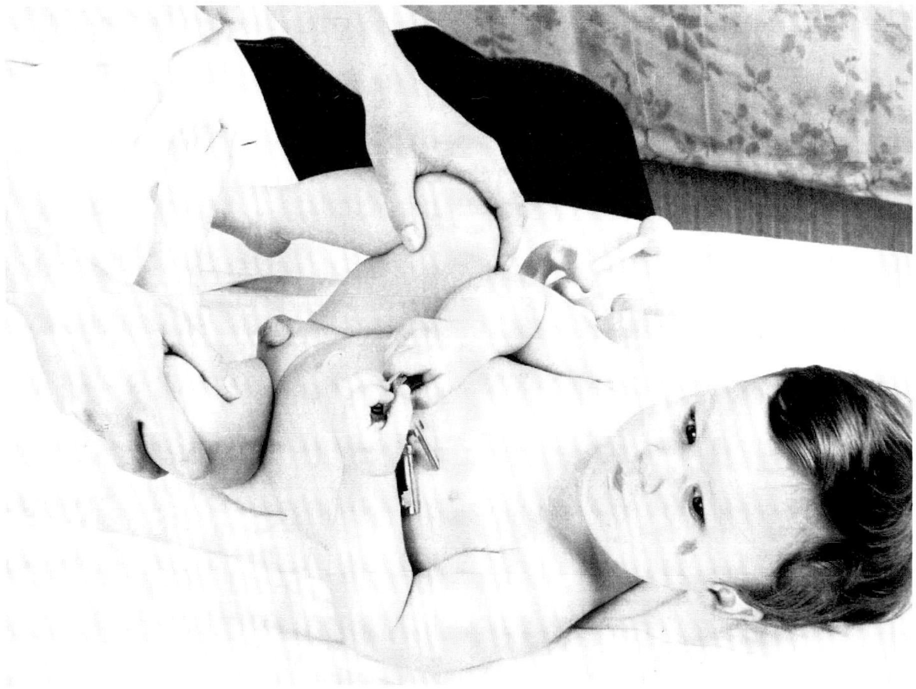

Ausgleichstechnik für die Beckenknochen
über die untere Extremität

Zunächst wird ein „Listening“ durchgeführt, das dann in eine „Pump-Modelliertechnik“ übergeht, indem man den Spannungen folgt.

B. Bemerkungen

Der Therapeut kann die beiden gebeugten Knie des Kindes umfassen. Somit behandelt er zugleich die Hüftgelenke und die Ossa ilia.

Diese Technik kann auch in Bauchlage durchgeführt werden; in diesem Fall liegen die Daumen des Therapeuten auf den Iliosakralgelenken.

Oft beugt das Kind spontan ein Bein, um sich in seine Ungleichgewichtsposition zu begeben.

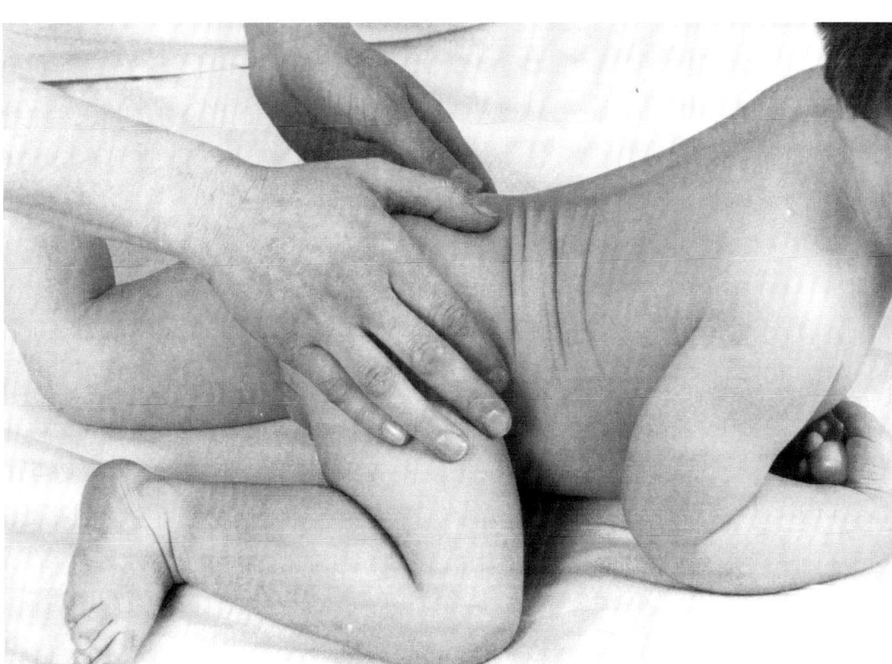

Ausgleichstechnik der Beckenknochen in Bauchlage

X. Ausgleich des Os sacrum zwischen den Ossa ilia

A. Beschreibung

Der Patient liegt auf dem Rücken; der Therapeut steht auf der Höhe des Beckens und legt die kaudale Hand unter das Os sacrum des Patienten, wobei die Finger nach kranial zeigen; der Mittelfinger liegt median auf dem Os sacrum, Zeige- und Ringfinger auf der Höhe der Facies auriculares so weit wie möglich in einer neutralen Position.

Der kraniale Unterarm liegt quer über dem Becken des Kindes und ermöglicht so die Kontrolle der Ossa ilia, sowohl gleichzeitig als auch getrennt: es genügt, den Unterarm in die gewünschte Richtung zu bewegen.

Nach dem üblichen „Listening“ beginnen wir mit dem Modellieren des Os sacrum, wodurch wir einen für die weitere Behandlung günstigen Entspannungszustand erreichen. Nach und nach nehmen wir die Bewegungen des Os sacrum und der Ossa ilia wahr, die sich langsam ändern, und wir begleiten sie: das ist der Anfang der funktionellen Normalisierungsphase. Der Therapeut muß sowohl mit dem kranialen Unterarm als auch mit der kaudalen Hand die kleinsten Bewegungen suchen. Wir gehen an den Akkumulationspunkt der Spannungen und rufen damit oft eine unterstützende Atmung des Kindes hervor.

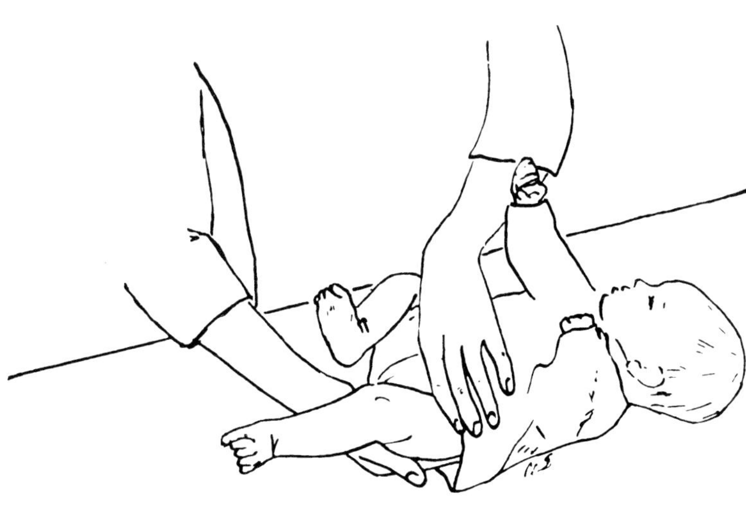

Ausgleichstechnik für das Os sacrum
zwischen den Beckenknochen

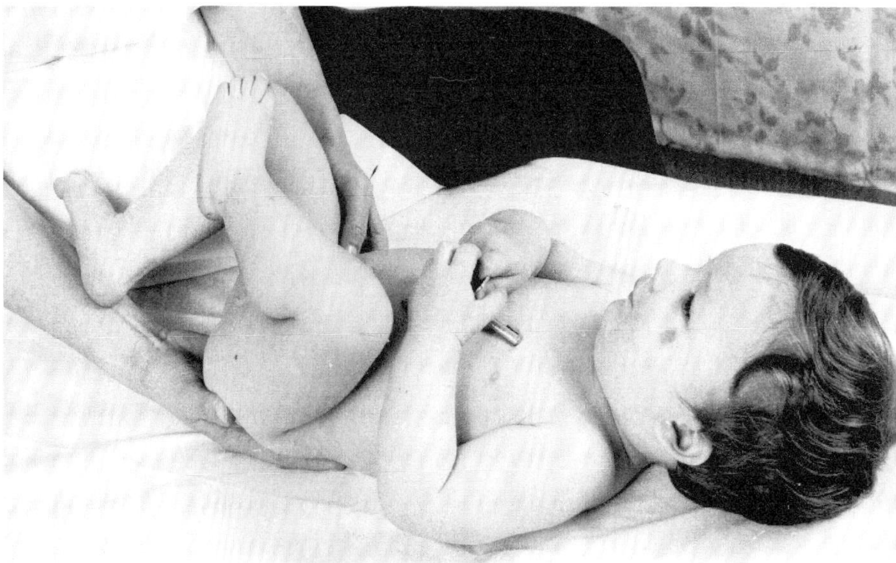

Ausgleichstechnik für das Os sacrum
zwischen den Beckenknochen

B. Bemerkungen

Beim Säugling kann der Therapeut das Becken nur mit der kranialen Hand kontrollieren: ein Daumen auf einer Spina iliaca anterior superior, die Spitzen der anderen Finger auf der anderen.

Der Therapeut kann auch nur das Os ilium umfassen, das in Dysfunktion ist, und die andere Hand unter das Os sacrum legen, wobei die Finger nach kranial zeigen um so spezifisch diese Seite zu behandeln.

XI. Faszientechniken

Wir möchten hier noch einmal die Notwendigkeit einer *globalen Arbeit bei Neugeborenen* betonen.

So wie in knöchernen Strukturen eine oder auch mehrere Dysfunktionen vorliegen können, gilt dasselbe für die Faszien.

Oft ist die kraniale Korrektur unzureichend, wenn man keine Faszienkorrektur damit verbindet.

Gewebe besitzen eine Art von Gedächtnis: sie „speichern" ihre Dysfunktionsposition, wenn sie nicht korrigiert werden.

1. Okzipito-vertebrale Technik

Die Faszien des Halses werden oft bei der Entbindung durch extreme Kopfdrehungen während des Austretens der Schultern betroffen.

A. Beschreibung

Das Kind liegt auf dem Rücken; der Therapeut sitzt auf Höhe des Kopfes, legt eine Hand unter das Os occipitale, die Finger nach kaudal gerichtet, die andere Handfläche liegt auf dem Wirbelbereich, dessen Mobilität am meisten eingeschränkt scheint.

Wir wenden die bekannten Grundsätze an: zuallererst das „Listening", dann die Suche nach einer Gleichgewichtslage für das Os occipitale, dann für die betroffene Zone und zuletzt der Versuch, die zwischen den beiden Händen liegenden Gewebe freizumachen bis eine perfekte „Faszienqualität" erreicht wird und der Eindruck entsteht, daß der

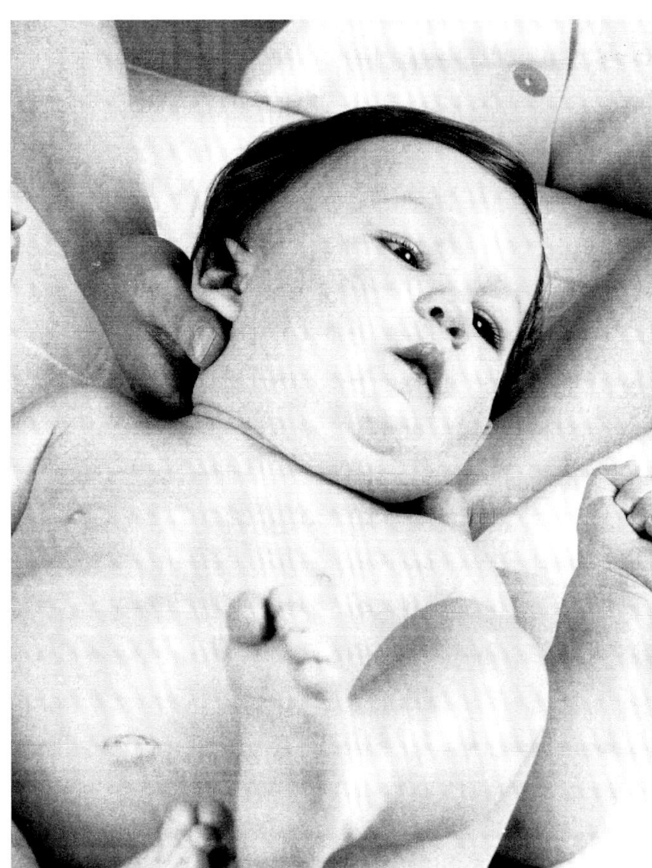

Okzipito-vertebrale Ausgleichstechnik

Impuls, der in einem gewissen Bereich gegeben wird, ohne Hindernis weiter übertragen werden kann.

B. Bemerkungen

Oft liegt eine Mobilitätseinschränkung im oberen Thorakalbereich vor, und zwar immer in jenen Fällen, in denen die Austrittsphase der Schultern schwierig war, und bei Neugeborenen, die einen Schlüsselbeinbruch erlitten haben. Die Hand des Therapeuten liegt dann in diesem Bereich.

Die angewandte Methode ist wiederum jene einer funktionellen Technik: *Wir müssen die der Dysfunktion entsprechende Position wiederfinden.*

Die Hand unter dem Os occipitale wird oft in eine *Rotation und entgegengesetzte Lateralflexion* geführt, die sich auf die am Rücken liegende Hand fortsetzt. Wir müssen diese Bewegung zulassen. Unsere Hände müssen sehr beweglich sein und sich der Lageänderung des Kindes anpassen können.

In keinem Fall darf der Therapeut statisch bleiben.

Manchmal nehmen Rotation und Lateralflexion unglaubliche Ausmaße an (bei der Geburt beträgt die Nackenrotation des Säuglings 180°); dies entspricht der Position der Dysfunktionsentstehung und meist der Austreibungsphase (siehe Kapitel 1: Die Geburt).

Wenn die Bewegung sich zu stabilisieren scheint, haben wir den „Gleichgewichtspunkt“ der Gewebe erreicht, und im allgemeinen stößt das Kind einen tiefen Seufzer aus. Wir können dann annehmen, daß die Arbeit erfolgreich war.

Es ist zu bemerken, daß diese Normalisierung des oberen Thorakalbereichs das Kind von psycho-emotionalen Spannungen zu befreien scheint, die mit Dysfunktionen des oberen Thorax verbunden sind.

2. Okzipito-sternale Techniken

A. Beschreibung

Der Patient liegt auf dem Rücken, der Therapeut legt eine Hand unter das Os occipitale, die Finger nach kaudal gerichtet, die andere Hand flach auf das Sternum. Nach einer „Listening“-Phase wird die Gleichgewichtsposition dieser beiden Strukturen und der sie verbindenden Faszien gesucht.

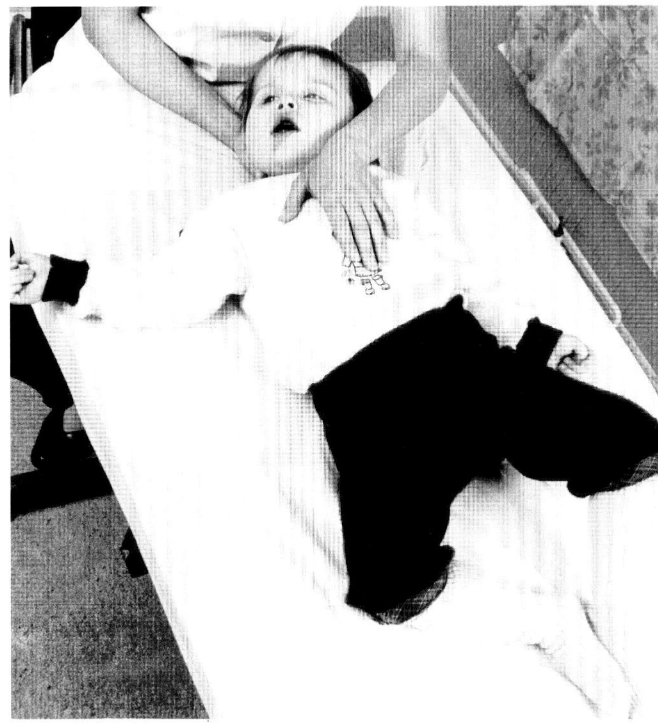

Sterno-okzipitale Ausgleichstechnik

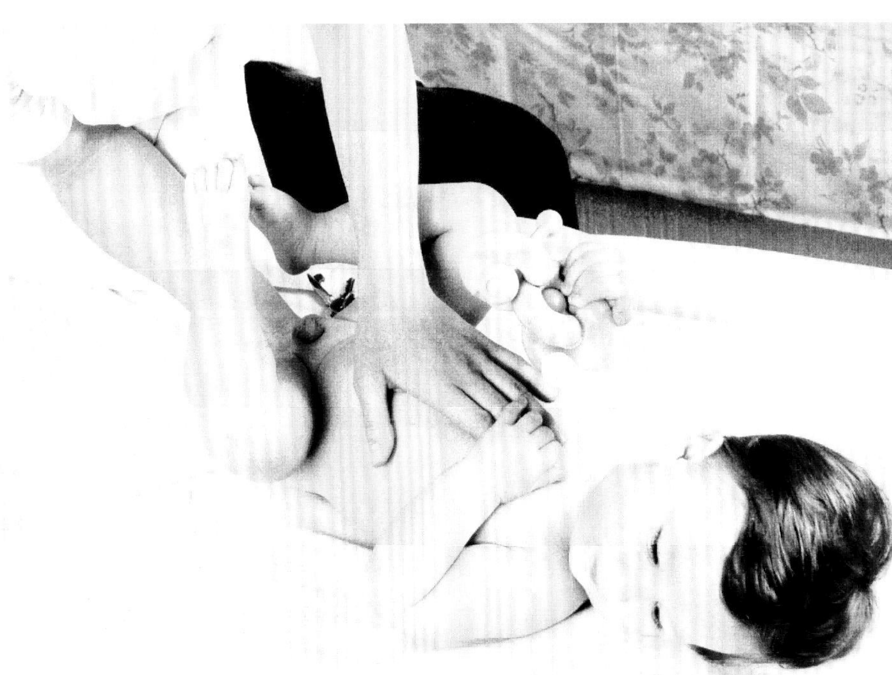

Sakro-sternale Ausgleichstechnik

B. Bemerkung

Das Os occipitale, das Sternum und das Os sacrum sind drei sehr wichtige „Faszienschaltstellen", die zueinander in Gleichgewicht gebracht werden müssen.

Der Therapeut muß den maximalen Spannungsbereich feststellen, und eventuell das Os sacrum in Bezug zum Sternum ausgleichen, so daß eine *Normalisation der drei Diaphragmen* erzielt wird.

3. Lumbo-sakrale Techniken

A. Beschreibung

Der Patient liegt auf dem Rücken, der Therapeut befindet sich auf Höhe des Beckens und legt eine Hand unter Os sacrum und Ossa ilia, die andere unter die Lendenwirbelsäule. Nach einer „Listening"-Phase sucht er die Bewegungen des Beckens gegenüber der Lendenwirbelsäule und läßt sie in Richtung Ungleichgewicht zu einem Akkumulationspunkt der Spannungen gehen; im allgemeinen kommt es zu einer spontanen respiratorischen Unterstützung.

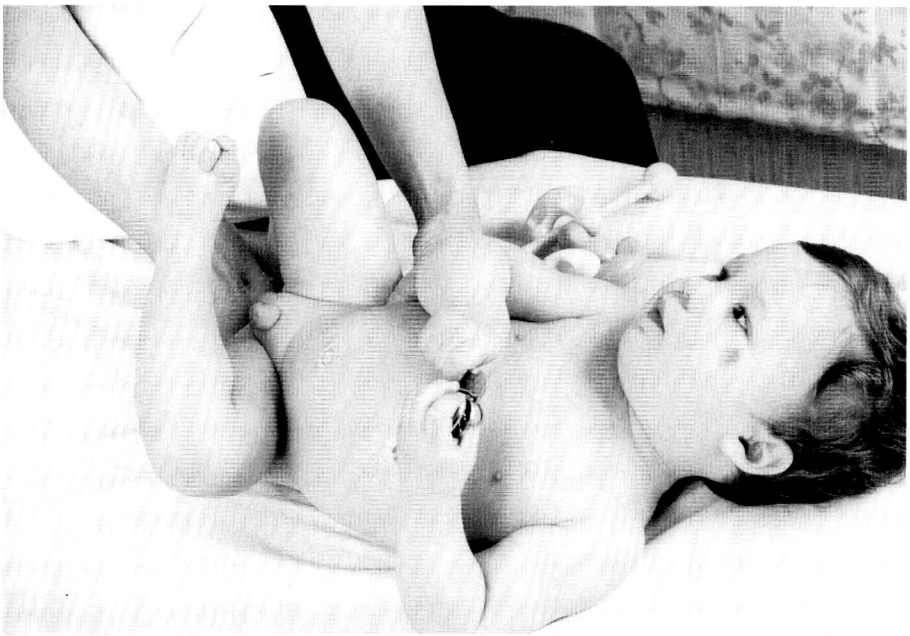

Lumbo-sakrale Ausgleichstechnik

B. Bemerkungen

Kraniosakrale Dysfunktionen bringen oft lumbale Dysfunktionen in *Lateralflexion-Rotation mit sich (Rotation und Lateralflexion sind entgegengesetzt).*

Die lumbo-sakrale Ausgleichstechnik ist sehr wichtig; sie vervollständigt die Arbeit am Becken, indem sie dieses in der frontalen und in der horizontalen Ebene wieder in eine korrekte Lage bringt.

4. Ausgleichstechniken der unteren Extremitäten gegenüber Becken und Lendenwirbelsäule

A. Beschreibung

Der Patient liegt auf dem Rücken, der Therapeut befindet sich auf Höhe des Beckens. Er legt eine Hand auf ein Os ilium, unter die lumbale oder lumbo-sakrale Wirbelsäule, entsprechend der angestrebten Korrektur, die andere Hand auf den zu normalisierenden Bereich: den Fuß, den Vorfuß, das Knie usw.

Nach einer „Listening"-Phase läßt der Therapeut das Bein in jene Rotationsrichtung gehen, die der Dysfunktionen entspricht, bis zum Akkumulationspunkt der Spannungen.

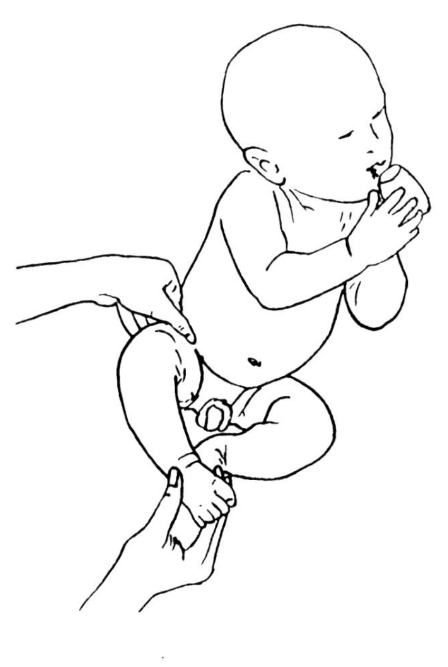

Ausgleichstechnik für die untere Extremität

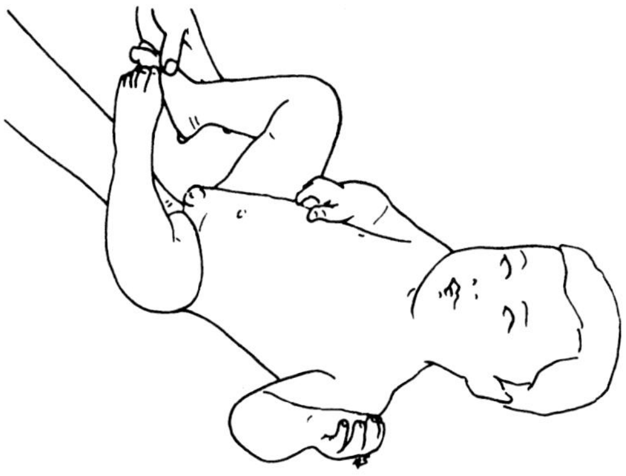

Ausgleichstechnik einer unteren Extremität gegenüber dem Becken: Eine Hand liegt unter dem Os sacrum und erreicht dabei die beiden Iliosakralgelenke sowie die Lendenwirbelsäule.

B. Bemerkungen

Die Handpositionen können je nach Dysfunktion variieren (z. B. Kontakt auf dem Vorfuß bei Varusfuß).

Fuß- und Knieprobleme stehen beim Kind oft in Verbindung mit einer kraniosakralen Störung, und es ist erforderlich, diese Dysfunktion zu normalisieren, indem man das Bein gegenüber den Becken und dem Rest des Körpers ausgleicht.

XII. Techniken für die Synchondrosis sphenobasilaris (SSB)

1. Grundsätze

Bei der Untersuchung des Patienten kann der Therapeut folgende SSB-Dysfunktionen feststellen (s. Kapitel 4):

- Flexion oder Extension;
- Torsion links oder rechts;
- Sidebending-Rotation links oder rechts;
- Vertikaler oder lateraler Strain;
- Kompression.

Wir arbeiten mit einer der im folgenden beschriebenen Positionen, egal welcher Art die Dysfunktion ist, wobei wir die Grundsätze der funktionellen Korrektur berücksichtigen.

Beim Neugeborenen tritt eine Dysfunktion der SSB nie allein auf, sondern immer in Verbindung mit zahlreichen Spannungsungleichgewichten der Dura mater zwischen dem anterioren und posterioren Schädelbereich.

Die fronto-okzipitalen (IV) und die okzipito-fazialen (V) Techniken, die in diesem Kapitel beschrieben werden, sind daher sehr gut geeignet.

2. Vier-Finger-Griff

A. Beschreibung

Der Patient liegt auf dem Rücken, der Therapeut sitzt am Kopf des Patienten, überkreuzt seine beiden Daumen (oder hält sie nebeneinander) und positioniert die anderen Finger folgendermaßen:

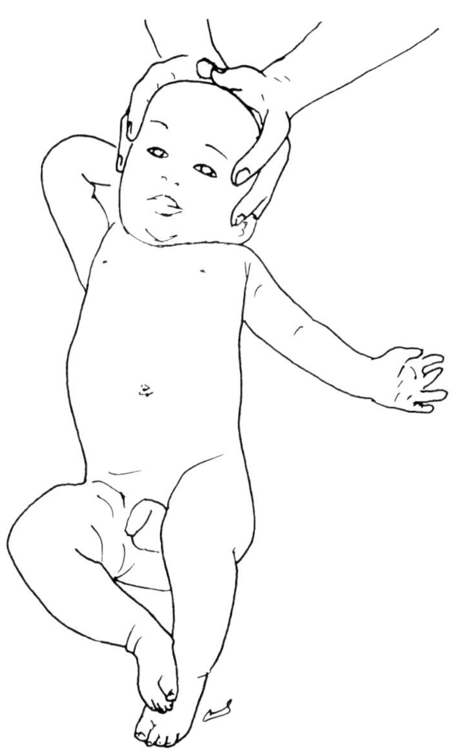

Ausgleichstechnik für die Synchondrosis sphenobasilaris (Vier-Finger-Griff)

- den Zeigefinger im Bereich der Fossa temporalis auf die Ala major des Os sphenoidale
- den Mittelfinger auf die Squama ossis temporalis
- den Ringfinger auf den Processus mastoideus
- den kleinen Finger auf die Squama occipitalis

So kontrolliert der Therapeut den anterioren Bereich mit Zeigefingern und Mittelfingern und den posterioren Bereich mit Ringfingern und kleinen Fingern.

B. Bemerkungen

Dieser Griff ermöglicht eine „globale" Arbeit am Schädel, die beim Neugeborenen absolut angezeigt ist. Die Kontaktpunkte sind zahlreich, und der Therapeut kann gleichzeitig die SSB und einen anderen Teil des Schädels normalisieren, z. B. Squama temporalis, oder aber modellieren, wenn dies erforderlich sein sollte.

3. Fronto-okzipitaler Griff

A. Beschreibung

Der Patient liegt auf dem Rücken; der Therapeut sitzt neben dem Kopf des Kindes. Er legt eine Hand transversal unter das Os occipitale, die andere Hand auf das Os frontale, so daß der Daumen in einer Fossa temporalis die Ala major der einen Seite kontrolliert, die Spitzen von Zeigefinger und Mittelfinger kontrollieren die Ala der anderen Seite.

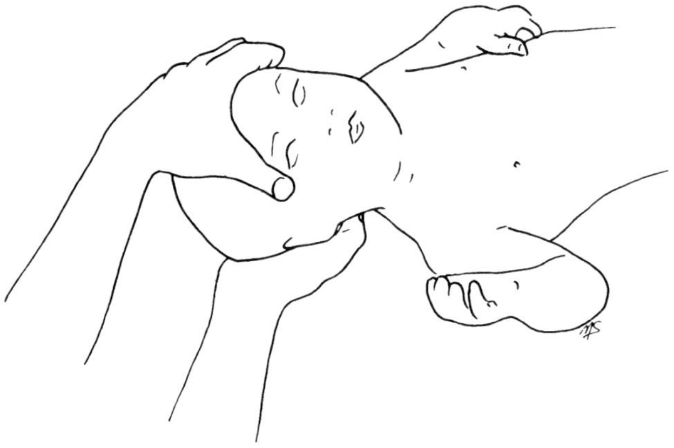

Ausgleichstechnik für die SSB
(fronto-okzipitaler Griff)

B. Bemerkungen

Diese Technik gestattet einen viel spezifischeren Ausgleich der SSB. Der Therapeut kann die frontale Hand so plazieren, daß Daumen und Mittelfinger gleichzeitig mit den Seitenflächen des Os frontale und den Spitzen der Alae majores in Kontakt sind und so eine gleichzeitige Kontrolle von Os frontale und Os sphenoidale ermöglichen.

Die frontale Hand, die auf der Sutura metopica aufliegt, kann die kraniale Flexion-Außenrotation unterstützen.

Variante:

Der Therapeut kann die Hand/Hände nach kaudal ausrichten. In diesem Fall sitzt er am Kopfende.

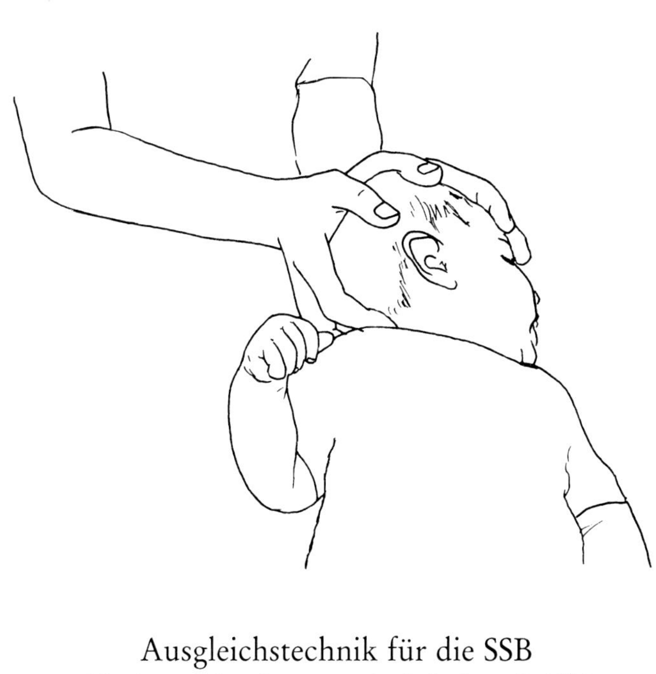

Ausgleichstechnik für die SSB
(Variante des fronto-okzipitalen Griffs)

XIII. Expansion der Schädelbasis

A. Beschreibung

Der Patient liegt auf dem Rücken; der Therapeut sitzt am Kopf des Kindes und legt beide Hände unter das Os occipitale, und zwar so, daß die Ringfinger und die kleinen Finger auf der Squama occipitalis, die Beere des Mittelfingers auf Höhe des Atlas, die kaudal gerichteten Zeigefinger unter den Processus mastoidei und die Daumen auf den Ossa parietalia liegen.

Nach einer „Listening"-Phase versucht der Therapeut, das Os occipitale gegenüber dem Atlas in zwei Ebenen zu normalisieren:

- Zuerst das Os occipitale in eine Gleichgewichtsposition gegenüber dem Atlas kommen lassen, d. h. entweder nach anterior oder posterior in Sidebending-Rotation rechts oder links, laterales Gleiten nach rechts oder links usw.
- Wenn diese Gleichgewichtsposition erreicht ist, einen leichten Zug nach kranial ausüben; danach ist eine Pumptechnik günstig.

Zugleich spreizt der Therapeut leicht die Zeigefinger ab, um die Sutura temporo-occipitalis frei zu machen. Die wahrgenommenen Bewegungen werden immer stärker, je mehr sich die Gewebe entspannen.

B. Bemerkungen

Die Techniken für die Schädelbasis müßten immer in Verbindung mit den Techniken für das Os occipitale zur Anwendung kommen: das Os occipitale kann niemals ein Trauma erleiden, ohne daß seine Bewegungen gegenüber Atlas und Ossa temporalia dadurch beeinträchtigt werden.

Die Normalisierung des zerviko-okzipitalen Überganges ist für ein gutes Gleichgewicht des gesamten Organismus unerläßlich.

Os occipitale und Atlas bestehen bei der Geburt aus mehreren Teilen. Beim Neugeborenen und beim Kleinkind, bei dem die Ossifikation noch nicht abgeschlossen ist, führen wir eher eine *„Pump-Modellier-Technik" durch, wobei wir der Elastizitätsgrenze der kranio-zervikalen Gewebe absolut Rechnung tragen.*

Der Therapeut muß bei der Traktion nach kranial darauf achten, das Os occipitale gegenüber dem Atlas nicht nach posterior zu bringen. Oft liegt eine Dysfunktion des Os occipitale nach anterior vor; eine

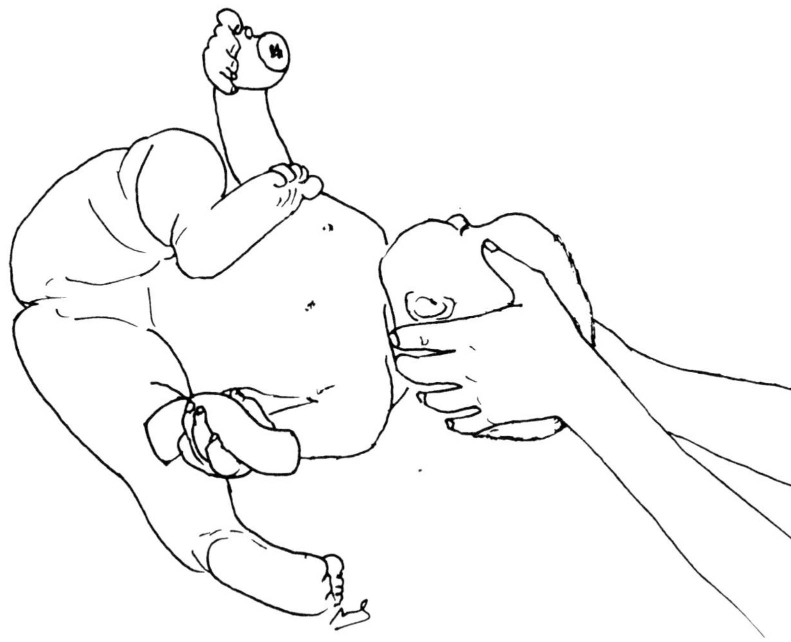

Expansion der Schädelbasis

forcierte Posteriorisierung führt dann zu einer Reizung der Gewebe, der darunterliegenden Gefäß- und Nervenstrukturen, behindert die Normalisation und führt zu Schwindel, Übelkeit, usw.

Wir können die Expansion der Schädelbasis mit einer Behandlung der Squama occipitalis (mit Ringfingern und kleinen Fingern) verbinden und, falls erforderlich, eine Rotation der Squama in Bezug auf die Partes laterales des Os occipitale korrigieren.

Die Mittelfinger liegen etwa auf Höhe des Atlas, denn es ist unmöglich, den arcus posterior von C1 direkt zu tasten; da man nur eine leichte Traktion in Harmonie mit den Geweben des Patienten durchführt, ist es nicht erforderlich, eine große Gegenkraft auf den Atlas auszuüben. Die Rolle des Mittelfingers ist eher eine Kontrollfunktion, um uns Auskunft über die Wirkung unserer Traktion zu geben.

Die Zeigefinger auf den Processus mastoidei nehmen die Bewegungen der Schläfenbeine wahr; wenn ein Ungleichgewicht zwischen den beiden Schläfenbeinen besteht, ist es besser, diese in ihre neutrale Position zu bringen, bevor man die Expansion der Schädelbasis durchführt.

Es sei daran erinnert, daß das Mastoid erst am Ende des ersten Lebensjahres erscheint.

Die Daumenkuppen kann man auf die Spitze der großen Keilbeinflügel legen, um den vorderen Bereich zu kontrollieren.

XIV. Die Kompression des vierten Ventrikels

A. Beschreibung

Der Patient liegt auf dem Rücken, der Therapeut sitzt am Kopf des Kindes und plaziert die beiden Daumenballen medial des Angulus lateralis des Os occipitale, wobei die Finger nach kaudal gerichtet und übereinandergelegt sind.

Während der „Listening“-Phase nimmt der Therapeut die seitlichen Expansionsbewegungen des Os occipitale wahr; er begleitet diese zunächst über eine Pumpbewegung, dann übt er mit beiden Händen eine Kompression auf den Os occipitale aus, bis es zu einer tiefen Entspannung der Gewebe, einer großen Flexibilität und starker Wärme kommt.

Diese Technik bringt den Patienten in einen parasympathischen Zustand. Sein thorakaler Atemrhythmus verlangsamt sich ebenso wie der Rhythmus der primären Atmung.

B. Bemerkungen

Zahlreiche Techniken, die einen Okzipitalgriff beinhalten, führen indirekt eine Kompression des vierten Ventrikels durch.

Die Kompression des vierten Ventrikels muß beim Kleinkind genauestens dosiert werden; die Risiken einer Irritation der darunterliegenden Strukturen sind größer als beim Erwachsenen.

Der erreichte parasympathische Zustand ist von großem Nutzen; diese Technik zu Beginn der Sitzung angewandt, begünstigt den weiteren Verlauf der Behandlung und beseitigt den Großteil der sekundären Spannungen.

Variante:

Der Therapeut legt die Finger der beiden Hände quer unter das Os occipitale.

XV. Die Rotation der Temporalia

1. Die alternierende Rotation

A. Beschreibung

Der Patient liegt auf dem Rücken; der Therapeut sitzt am Kopf des Patienten und legt die Daumen auf die processus mastoidei; die Spitzen der Daumen ragen über die Mastoidspitze hinaus, die anderen Finger liegen unter dem Os occipitale.

Nach einer „Listening"-Phase in der wir zumeist eine Außenrotation auf einer Seite und eine Innenrotation auf der anderen feststellen, beginnt der Therapeut mit der alternierenden Rotation der Temporalia, d.h. er bringt ein Temporale in Außenrotation, das andere in Innenrotation, läßt sie in die neutrale Position zurückkommen und kehrt dann die Position der Schläfenbeine um.

B. Bemerkungen

Der Therapeut muß die Amplituden der Rotationen, den Rhythmus der Bewegung und das angestrebte Ziel aneinander anpassen: wenn der kraniale Rhythmus zu langsam ist, können wir ihn stimulieren, indem wir nach und nach den Rhythmus der Bewegungen der Schläfenbeine beschleunigen, und umgekehrt bei einem zu raschen Kranialrhythmus.

Diese Arbeit normalisiert den Rhythmus der primären Atmung des Patienten und führt zu einer allgemeinen Entspannung aller Gewebe im Organismus, die besonders bei wenig elastischen Patienten stark spürbar wird. Die für die Technik „bitemporaler Ausgleich" (siehe dort) beschriebene Position kann angewandt werden und am Ende der Behandlung von großem Nutzen sein.

Beim Kleinkind, bei dem es noch keine processus mastoidei gibt, kann das selbe Ergebnis durch Arbeit an den Parietalia, den Frontalia oder auf alle anderen paarigen Strukturen erreicht werden.

2. Die bilaterale Rotation

A. Beschreibung

Die Position ist dieselbe wie bei der alternierenden Rotation. Der Therapeut induziert eine gleichzeitige Außenrotation der beiden Schläfenbeine, indem er mit den Daumenkuppen einen sanften Druck auf die Mastoidspitzen nach posterior und medial ausübt, läßt sie in die neutrale Position zurückkommen und induziert dann eine Innenrotation.

B. Bemerkungen

Der Rhythmus dieser Technik muß dem Patienten angepaßt werden; diese Technik wirkt stimulierend, wenn der Therapeut den Schädelrhythmus beschleunigt, die er den Patienten in einen eher ortho-sympathischen Zustand bringt (Stimulierung aller Funktionen des Organismus, außer jener des Magen-Darm-Trakts, die durch den Parasympaticus stimuliert werden).Veränderungen im Gewebe wie Elastizität, Wärme, usw. sind auch hier Zeichen für die Wirksamkeit der Arbeit.

3. Halten der Schläfenbeine in Außenrotation

A. Beschreibung

Der Therapeut wendet die für die alternierene Rotation beschriebene Position an und hält die Temporalia einige Sekunden lang in Außenrotation, läßt nach und wiederholt diese Vorgangsweise mehrmals.

B. Bemerkungen

Diese Technik wird oft als Wiederbelebungstechnik beschrieben und muß in diesem Fall ziemlich energisch sein.

Kapitel 7

Indikationen der Kraniosakralen Osteopathie bei Kindern

Bei allen Arten von Dysfunktion ist immer folgendes zu beachten:

- eine Gesamtuntersuchung vornehmen;
- die Bereiche in Dysfunktion normalisieren und alle Gewebe des Körpers untereinander ausgleichen.

Die folgende alphabetische Auflistung der häufigsten kraniosakralen Störungen im Kindesalter erhebt keinerlei Anspruch auf Vollständigkeit; sie soll lediglich eine Hilfe darstellen, sich die häufigsten Dysfunktionsbereiche in Erinnerung zu rufen (sowohl eine, als auch mehrere Dysfunktionen sind möglich).

Allergie

Überprüfung der SSB, der Knochen des Schädeldachs und des Gesichts sowie der oberen Brustwirbel.

Asthma

Freimachen des Thorax (Th_4), des Os occipitale, der Ossa temporalia, der SSB und der Sutura sagittalis.

Astigmatismus

Veränderung des Krümmungsradius der Kornea; möglicherweise eine Folgeerscheinung von Spannungsungleichgewichten innerhalb des Schädels und der Orbita.

Aufrechter Gang (verspätet)

Kraniosakrale Ausgleichstechnik; Überprüfung des Beckens, des Os occipitale und der SSB.

Augenprobleme

Intrakraniale Membranspannung; Überprüfung der Knochen der Orbita und des Gesichts; Überprüfung der Statik im allgemeinen sowie der oberen Brustwirbelsäule. Bei allen Brillenträgern Überprüfung des Os sphenoidale (die Brillen begrenzen das Gesichtsfeld und auch die lateralen Bewegungen des Os sphenoidale); Überprüfung des Os ethmoidale und der Gesichtsknochen (das Gewicht der Brillen bremst die Flexionsbewegung des Os ethmoidale).

Bronchitis

Überprüfung der oberen Brustwirbel, des Sternum, der Halswirbelsäule und des Hyoid.

Bruxismus (Zähneknirschen)

Dysfunktion der Ossa temporalia; außerdem Überprüfung des Os occipitale.

Canalis lacrimalis (verstopft)

Intrakraniale Spannungszustände; Dysfunktion des Os frontale oder der Gesichtsknochen sowie der Oberkiefer.

Ekzem

Kompression der SSB; Überprüfung der intrakranialen Membranen (Spannungen, die sich auf das Nervensystem auswirken), der kraniosakralen Membranen, der Knochen des Schädeldachs, der Ossa temporalia und des Os occipitale sowie der Halswirbel (C_1, C_2 und C_3) und der oberen Brustwirbel; Behandlung der drei Diaphragmen.

Enuresis

Zusätzlich möglicherweise ein psychisches Problem; vielleicht aber auch eine Dysfunktion des Os ilium, des Os sacrum, der Lendenwirbel (L_4 und L_5) sowie der Ossa temporalia.

Fieber

Korrektur der Halswirbel und der oberen Brustwirbel; Kompression des vierten Ventrikels.

Gehörstörungen

Überprüfung der SSB, der Ossa temporalia, der Oberkiefer und der Halswirbelsäule.

Gleichgewichtsstörungen

Korrektur des Os occipitale, der Subokzipitalregion und der Ossa temporalia.

Hals-Nasen-Ohren-Probleme

Überprüfung der oberen Brustwirbel, des Os occipitale, der SSB, der Ossa temporalia, des Os frontale und der Gesichtsknochen.

Hoher Gaumen

Intraossale Dysfunktion der Oberkiefer; Überprüfung der Harmonie zwischen den Gesichtsknochen, dem Os frontale und der SSB.

Hüftdysplasie

Intraossale Dysfunktion des Os ilium; Modelliertechnik für das Os sacrum und Korrektur der Lendenwirbel.

Inguinalhernie

Störung der Schwerkraftlinien; Überprüfung des Os occipitale der Halswirbel, der Brustwirbel und des Beckens.

Koliken

Überprüfung der Brustwirbel (Th_4 und Th_5)

Kopfschmerzen

Beim Kind oft Folge eines Sturzes, der eine Dysfunktion der Halswirbel oder der oberen Brustwirbel nach sich zieht.

Krabbeln (verspätet oder übersprungen)

Dysfunktion des Beckens und der Lendenwirbel.

Kyphose

Überprüfung der SSB, der Knochen des Schädeldachs, des Os frontale und des Beckens.

Legasthenie

Überprüfung der SSB, des Schädeldachs, des Os frontale und der Ossa temporalia.

Lernschwierigkeiten

Überprüfung der SSB, des Os occipitale, der Halswirbel (C_1, C_2, und C_3,) des Os frontale, der Ossa parietalia und der Brustwirbel (Th_1, Th_2 und Th_3).

Myopie

Kraniale Extensionsdysfunktion; Überprüfung der intrakranialen und der kraniosakralen Membranen sowie der Knochen der Orbita.

Obstipation

Überprüfung des Os sacrum, der Beckenknochen der Lendenwirbel und des Os occipitale; Freimachen der abdominellen Faszien.

Okklusionsstörungen

Überprüfung der Oberkiefer, der Ossa temporalia (in Außenrotation kommt es zu einer Retrusion des Unterkiefers, in Innenrotation zu einer Protrusion).

Schlafstörungen

Intrakraniale und kraniosakrale Membranspannung; Restriktion und Asynchronizität der drei Diaphragmen.

Schluckprobleme

Störungen im Bereich des 9. Gehirnnervs (Nervus glossopharyngeus) und des 10. Gehirnnervs (Nervus vagus) im Bereich des Foramen jugulare; Überprüfung des Os occipitale und der Ossa temporalia.

Sprachstörungen

Überprüfung des 12. Gehirnnervs (Nervus hypoglossus) im Bereich seines Durchtritts durch die Schädelbasis, der Oberkiefer, des Hyoid und der Halswirbelsäule.

Trichterbrust

Intraossale Dysfunktion des Sternum (Modelliertechnik!), Freimachen der sterno-okzipitalen, der sterno-sakralen und der sterno-thorakalen Faszien; Überprüfung des Os occipitale, das sich manchmal in Extension befindet.

Thoraxdysfunktion

Ausgleichtechnik für Sternum, Brustwirbel und SSB; es handelt sich sehr häufig um eine Extension und Innenrotation.

Untere Extremitäten

Überprüfung des Kraniosakralen Systems und Überprüfung der Lendenwirbelsäule.

Verhaltensstörungen

Überprüfung der SSB, der Knochen des Schädeldachs und des Os frontale.

Wachstumsstörungen

Überprüfung der SSB, des Os sphenoidale und des Sternum.

Zähne (fehlerhafte Anlage)

Überprüfung der Oberkiefer; diese Korrektur kann auch über die Knochen des Schädeldachs erfolgen, wenn eine Arbeit an den Gesichtsknochen beim kleinen Kind zu schwierig ist (gleichlaufende Bewegungen zwischen den Oberkiefern und den Ossa parietalia).

Zehen (übereinandergeschoben)

Fasziale Dysbalance; embryologisch gesehen bilden die Gewebe der großen Zehe die Fortsetzung der Gewebe der Lendenwirbel und die Gewebe der kleinen Zehe die Fortsetzung der Gewebe des Os sacrum.

Zusammenfassung

Die Kunst der Palpation wird immer einer der Schlüssel einer manuellen Behandlung bleiben.

Das Erwerben dieser Fertigkeit verlangt Geduld und Offenheit.

Darüberhinaus muß aber jeder Therapeut, speziell wenn er sich mit Kindern befaßt, Kenntnisse über die Prinzipien der Primären Atmung und über die Möglichkeiten von kranio-sterno-sakralen Korrekturtechniken haben.

„Wenn die junge Pflanze bereits krumm wächst, wird der Baum niemals gerade sein können."

Bibliographie

B.-E. Arbuckle
1971: The selected writings of Beryl-E. Arbuckle D.O. F.A.C.O.P.
A.A.O. Newark Ohio.

A. Benichou
1985: Les Secrets du sacrum
Paris - Spek éd.

Brizon-Cataining
1953: Osteologie de la tête. Fascicules 10 et 11
Paris - Maloine éd.

V.-M. Frymann
1966: Study of 1250 infants
JAOA, vol. 65, june.

V.-M. Frymann
1976: The trauma of Birth
Osteopathic Annals - 4 (22): 8-14 - May 1976.

F.-G. Hourtoulle
1971: Les nerfs crâniens
Paris - Maloine éd.

H. Lagercrantz and Th.-A. Slotkin
1986: The "stress" of being born
Scientific American - April 1986

H.-I. Magoun
1986: Osteopathy in the cranial field
Kirksville Journal printing Co.

Sobotta
1985: Atlas d'anatomie humaine
Paris - Ed. médicales internationales.

W.-G. Sutherland
1939: The cranial bowl
Mankato - Free press Co.

Waligora-Perlemuter
1976: Anatomie 3
Paris - Masson éd.

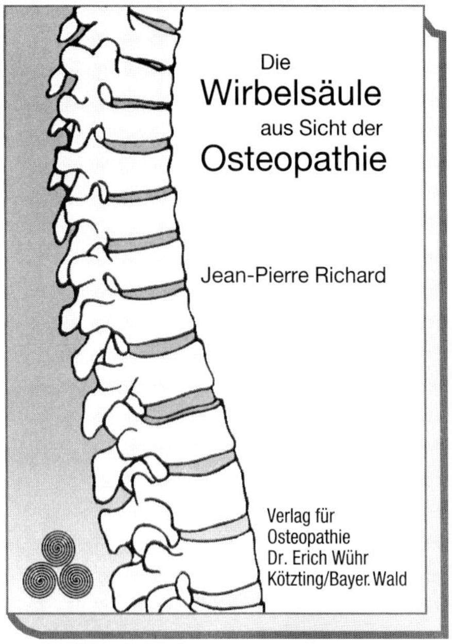

Gegenwärtig erfreut sich die Osteopathie einer immer größer werdenden Popularität. Das Ziel der Osteopathie besteht darin, die primäre Läsion zu finden und sie mit einer adäquaten Technik zu behandeln.

In der gegenwärtig praktizierten Osteopathie nehmen die Diagnose und Therapie von Wirbelsäulenläsionen einen wichtigen Platz ein, hier vor allem ihre Wechselwirkungen von Struktur und Organsystemen.

Das vorliegende Buch versucht, einen objektiven und rationalen Zugang zur Diagnostik und Therapie der Wirbelsäule zu wählen. Es beinhaltet:

- das Studium ihrer spezifischen Charakteristiken,
- die Analyse ihrer anatomisch-physiologischen Eigenschaften gemäß den neuesten wissenschaftlichen Erkenntnissen,
- die theoretische Interpretation dem osteopathischen Konzept entsprechend,
- die klinische Anwendung über verschiedene Zugangsweisen und
- die Synthese des eben Gesagten, die uns ein besseres Verständnis von funktionellen Störungen und wirksamen Therapietechniken ermöglicht.

Jean-Pierre Richard: **Die Wirbelsäule aus Sicht der Osteopathie**

Verlag für Ganzheitliche Medizin Dr. Erich Wühr GmbH, 1994

ISBN 3-9803199-1-1, 159 Seiten, Preis: DM 98,–, € 50,11

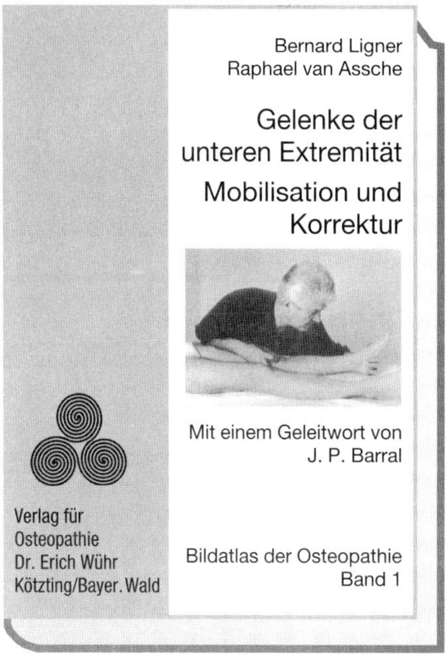

Dieses Buch ist der erste Band der Reihe „Bildatlas der Osteopathie". In dieser Reihe sollen praxisorientierte Informationen aus allen Teilgebieten der Osteopathie von erfahrenen „Meistern" anschaulich und verständlich dargestellt werden.

Ziel des Buches ist es, all jenen, die Patienten mit den Händen behandeln, eine umfassende Darstellung der Mobilisations- und Korrekturtechniken für die Fuß-, Knie- und Hüftgelenke zu geben.

Das Buch ist für Einsteiger und Fortgeschrittene als Lern- und Nachschlagewerk konzipiert. Es soll praxis- und therapieorientiertes Wissen und nicht Wissen über Grundlagen (Biomechanik, Anatomie und Physiologie) und manuelle Diagnostik vermitteln. Diese bleibt Büchern vorbehalten, die später in dieser Reihe erscheinen werden.

Ligner, Bernard und van Assche, Raphael:
Gelenke der unteren Extremität, Mobilisation und Korrektur

Verlag für Ganzheitliche Medizin Dr. Erich Wühr GmbH, 1993

ISBN 3-9803199-0-3 Preis: DM 148,–, € 75,67

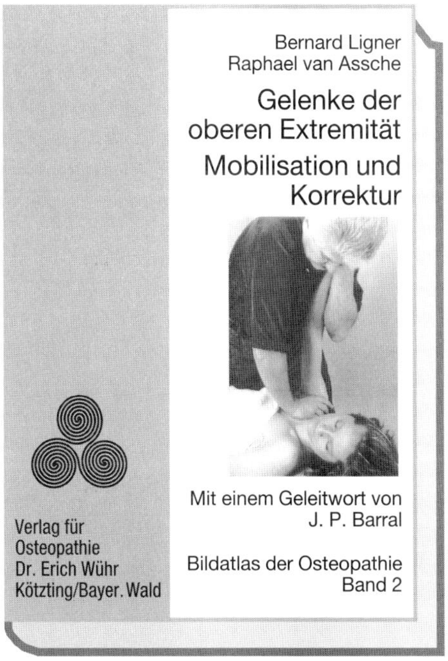

Dieses Buch ist der zweite Band der Reihe „Bildatlas der Osteopathie". In dieser Reihe sollen praxisorientierte Informationen aus allen Teilgebieten der Osteopathie von erfahrenen „Meistern" anschaulich und verständlich dargestellt werden.

Ziel des Buches ist es, all jenen, die Patienten mit den Händen behandeln, eine umfassende Darstellung der Mobilisations- und Korrekturtechniken für Hand-, Ellenbogen- und Schultergelenke zu geben.

Das Buch ist für Einsteiger und Fortgeschrittene als Lern- und Nachschlagewerk konzipiert. Es soll praxis- und therapieorientiertes Wissen und nicht Wissen über Grundlagen (Biomechanik, Anatomie, Physiologie) und manuelle Diagnostik vermitteln. Dies bleibt Büchern vorbehalten, die später in dieser Reihe erscheinen sollen.

Ligner, Bernard und van Assche, Raphael:
Gelenke der oberen Extremität, Mobilisation und Korrektur

Verlag für Ganzheitliche Medizin Dr. Erich Wühr GmbH, 1994

ISBN 3-9803199-2-X Preis: DM 128,–, € 65,44

Sie können diese Bücher direkt beim Verlag bestellen oder in jeder Buchhandlung. Wenn Sie mehr über Osteopathie wissen wollen, dann fordern Sie einfach ein Verlagsverzeichnis an.

Verlag für Ganzheitliche Medizin Dr. Erich Wühr GmbH
Müllerstraße 7, 93444 Kötzting / Bayer. Wald, Tel.: 0 99 41 / 90 50 50,
Fax: 0 99 41 / 90 50 51, eMail: vgm@holmed.de, Internet: www.vgm.holmed.de